人生
100年時代!
今からできる
健康長寿のための
からだづくり

添田百合子

第三文明社

はじめに

世界保健機関（World Health Organization: WHO、以下「WHO」）によると、2022年（令和4年）の日本の平均寿命は84・3歳で、我が国は世界一の長寿国となりました。総人口に占める65歳以上の高齢者の割合は29・1％で、これも世界最高です。食生活の向上や医療科学技術の進歩などにより、これからも寿命は延《の》び、私たちはますます健康に長く、より若々しく生きることができるようになっていくと考えられます。

しかしながら、2020年（令和2年）からの新型コロナウイルス感染症（COVID－19）の世界的な広がりは、長寿社会にさまざまな影響を及ぼしました。「新しい生活様式」という言葉も生まれ、私たちの生活を変更していくことが必要になりました。

このように、人が健康で寿命をまっとうするためには、病《やまい》、老《お》い、生活など、人生に関わってくるさまざまな変化や課題に、常に対処していくことが求められます。そして、健康を守るための困難に直面した時、いかに健康を守っていくか、そして、自分がどのように生きて寿命をまっとうしていきたいのかを、一人一人が考える必要性が高まってきているように思います。健康で自分の人生を生きることは、万人の願いです。

そこで、本書は「人生100年時代！今からできる健康長寿のためのからだづくり」をテーマに、健康長寿を目指す時に浮かび上がってくる課題をいくつか取り上げ、その課題の理解と予防的ケアについて、みなさんと一緒に考えてみたいと思います。

そして最後に、この本をお読みくださったお一人お一人が、人生100年の間にどんなことをやっていきたいか、どんなことに取り組んでいきたいかを考え、それを実現するために「人生100年時代！　これからの私の計画」として、チャレンジしたいことを言葉にできることを目標にしています。

この本を手に取っていただいたみなさんの、健康長寿を目指した取り組みへの一助となれば幸いです。

なお、本書で用いる「からだ」という言葉は、〝心と体の統合体〟という意味で用います。

もくじ

第2章　健康長寿を目指すうえでの課題

第3章 健康長寿を目指す日々のケア

装幀・本文レイアウト・図表　村上ゆみ子

第1章

人生100年時代がやってきた

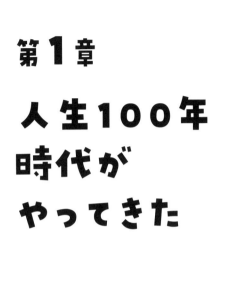

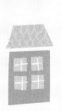

◇人類の発展と寿命の推移

はじめに、人類の発展と寿命の推移をみてみましょう。人類の社会は狩猟《しゅりょう》社会（Society 1.0）から始まり、農耕社会（Society 2.0）、工業社会（Society 3.0）、情報社会（Society 4.0）へと発展してきました。そして現在は、これに続く新たな社会の姿として、超スマート社会（Society 5.0）*を目指すべきと、日本政府が提唱しています。

人類は、社会の発展とともに平均寿命を延《の》ばしてきました。『寿命図鑑――生き物から宇宙まで万物の寿命をあつめた図鑑』（絵・やまぐちかおり、編著・いろは出版）によると、狩猟社会だった旧石器時代の日本人の平均寿命は13歳、縄文時代では15歳となっており、今から考えると驚《おどろ》くような短さです。農耕社会に入った平安時代は35歳、江戸時代は38歳と、現在ほど長く生きることが難しい時代であったことがわかります。これらの時代の平均寿命の短さは、乳幼児死亡率が異常に高いことによるもので、当時にもかなりの高齢者がいたことは、いうまでもありません（前述した平均寿命には諸説あります）。

▼人類の発展

人類誕生～
Society 1.0
狩猟社会

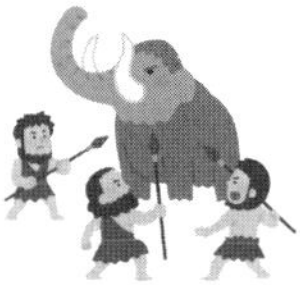

紀元前13000年～
Society 2.0
農耕社会

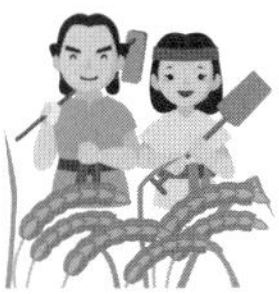

18世紀末～
Society 3.0
工業社会

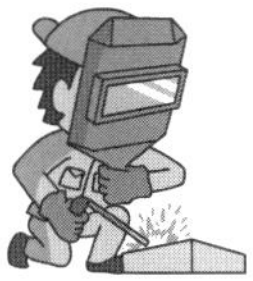

20世紀後半～
Society 4.0
情報社会

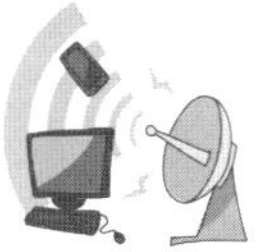

21世紀前半～
Society 5.0
超スマート社会

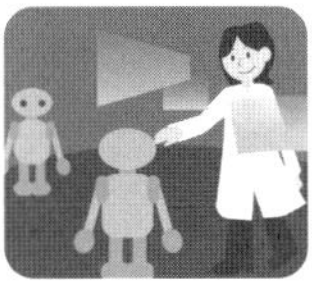

平均寿命	
旧石器時代	13歳
縄文時代	15歳
平安時代	35歳
江戸時代	38歳
明治時代	44歳
昭和時代（戦時中）	31歳
平成時代（2018年）	83歳
令和時代（2022年）	84.3歳

＊「Society 5.0」とは、第5期科学技術基本計画において我が国が目指すべき未来社会の姿として初めて提唱されたものです。サイバー空間（仮想空間）とフィジカル空間（現実空間）を高度に融合《ゆうごう》させたシステムにより、経済発展と社会的課題の解決を両立する、人間中心の社会（Society）のことで、インターネットと物がつながり、さまざまな知識や情報が共有され、今までにない新たな価値を生み出すことで、社会にあるさまざまな課題や困難を克服していく取り組みです。

そして、工業社会となった明治時代は、産業化によって平均寿命が44歳まで延びました。第二次世界大戦の終結を迎えた昭和時代の１９４５年（昭和20年）では、31歳となっていますが、戦後は急速に延びていき、47年（昭和22年）に初めて50歳を超え、71年（昭和46年）には70歳を超えました。情報社会に移行した平成時代の２０１８年（平成30年）には83歳まで延びました。

厚生労働省の簡易生命表によると、令和時代の２０２１年（令和３年）では、男性が81・47歳、女性は87・57歳となっています。国立社会保障・人口問題研究所の「日本の将来人口推計（令和５年推計）」では、今後さらに日本人の平均寿命は延び続け、２０４５年には男性は84・03歳、女性は90・08歳になると予想されています。つまり、今から約20年後には女性の平均寿命が90歳を超えるといわれているのです。

ここで世界の国々の平均寿命をみていきましょう。１９８の加盟国と地域を対象にしたＷＨＯの２０２３年度版の世界保健統計によると、世界で最も平均寿命が長いのは日本で、84・３歳です。その一方で、最も短いのはレソト王国（周囲を南アフリカ共和国に囲まれた国）で、50・７歳です。世界全体の平均寿命は73・３歳で、そのうち男性は

70・8歳、女性が75・9歳となっています。世界的にみても、男性より女性の寿命が長い傾向にあります。

世界でも長寿化は進んでおり、1990年から2021年にかけて、世界の100歳以上の高齢者は、約10万2000人から59万3000人に増加しました。慶應義塾《けいおうぎじゅく》大学医学部百寿《ひゃくじゅ》総合研究センターの研究では、「今後、百寿者は、さらに増加すると予想され、将来的には100歳まで生きることが珍《めずら》しいことではなくなる傾向がある」*1と述べています。

◇歴史上の人物から考える健康と寿命

「どれだけ長く生きられるか」ということは、私たちの人生を考えるうえで大きな要素になります。人生100年時代を生きる私たちにとって、これからを考えるヒントになる歴史上の人物をみていきましょう。

平安時代

文献上、日本で最初の糖尿病患者
藤原道長《ふじわらのみちなが》 享年《きょうねん》62歳

平均寿命が35歳の平安時代に長く生きた人として有名なのは、源氏物語・光源氏《ひかるげんじ》のモデル候補の一人とされる藤原道長（966～1028年）です。平安時代中期の貴族の中で最高権力者であった道長は、当時の一般庶民と比べてよいものを食べ、よいものを着て、よい住まいで生活し、当時としては最も高い水準の医療を受けることができました。そのため、一般庶民よりも長く生きることができたと考えられます。

栄華《えいが》を極《きわ》めた道長ですが、病《やまい》の詳細な症状が

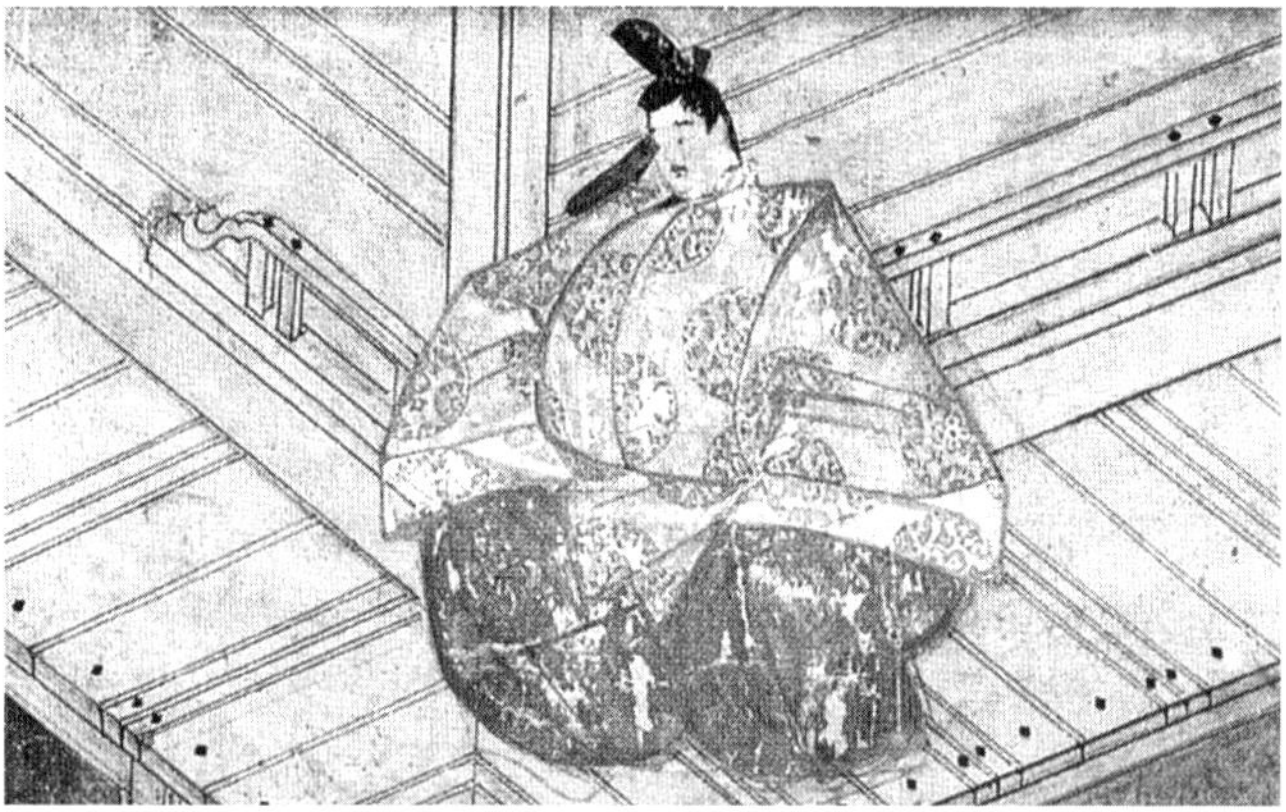

藤原道長（966～1028）、絵巻『紫式部日記絵詞』より

記録に残っている最初の糖尿病患者であるといわれています。道長は、美酒・美食に明け暮れ、貴族なので運動はあまりせず、権力闘争によるストレスも大きかったため、糖尿病になりやすい生活であったと考えられています。中年以降の道長に関する記録の中に糖尿病の症状と思われる記述があり、次第《しだい》に目が見えにくくなり（糖尿病網膜《もうまく》症）、背中に大きな腫《は》れ物ができて（感染症）、最終的に敗血症《はいけつしょう》から臓器不全で亡くなったと考えられています。栄華を極めた生活が寿命を縮《ちぢ》めることにつながりました。

江戸時代（1）
最後に勝利をつかむのは健康長寿な者であると考えていた
徳川家康《とくがわいえやす》　享年75歳

平均寿命が38歳の江戸時代に長く生きた歴史上の有名人には、徳川家康（1542〜1616年）がいます。徳川家康といってイメージするのは、私たちが教科書などでよくみる体格のよい肖像画《しょうぞうが》ではないでしょうか。中年以降の家康には肥満があり、糖尿病的素因があったともいわれています。

しかし、家康は、健康への関心が高く、暴飲・暴食を避《さ》け、刀術《とうじゅつ》、槍《そう》術、弓《きゅう》術などに身を入れ、鷹狩《たかが》りなどの野外運動を心がけた生活をしていた点は、最高権力者であっても藤原道長と異《こと》なるところです。武士であるため、からだを鍛《きた》えていたということもありますが、自分の健康を守るうえでも、からだを動かすことは大切であると自覚していたかもしれません。

家康は健康を気遣《きづか》った生活をしていたため、徳川家15代の将軍の平均寿命は51歳でしたが、数え年で75歳まで生きました。多くの戦国武将が志《こころざし》半《なか》ばで病に倒れるのを見聞きしていた家康は、最後に勝利をつかむのは健康長寿な者であると考え、常に健

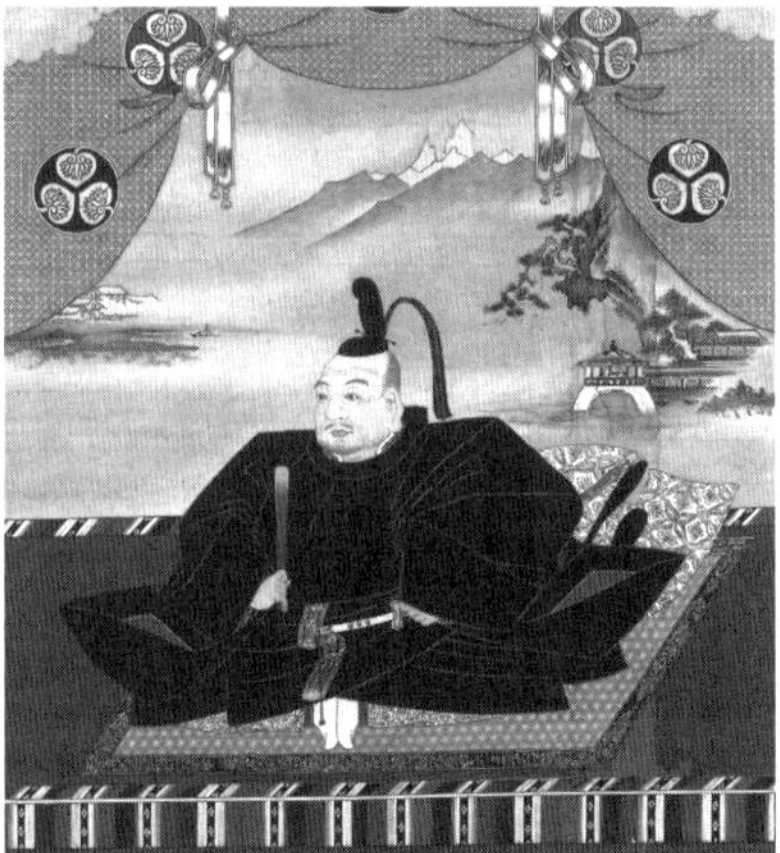

徳川家康（1542～1616）
狩野探幽『徳川家康肖像画』（大阪城天守閣蔵）より

康を気遣っていたのかもしれない、といわれています。

江戸時代（２）
人生１００年の先駆け――75歳の時に１１０歳までの自分の成長を宣言した
葛飾《かつしか》北斎《ほくさい》　享年90歳

江戸時代に長く生きた歴史上の有名人をもう一人紹介します。みなさんは葛飾北斎（１７６０〜１８４９年）を知っていますか？　知らない人はいないほどの世界的な名画「富嶽《ふがく》三十六景《けい》」の一図《神奈川沖浪《おきなみ》裏《うら》》（１８３１年頃）を描《えが》いた絵

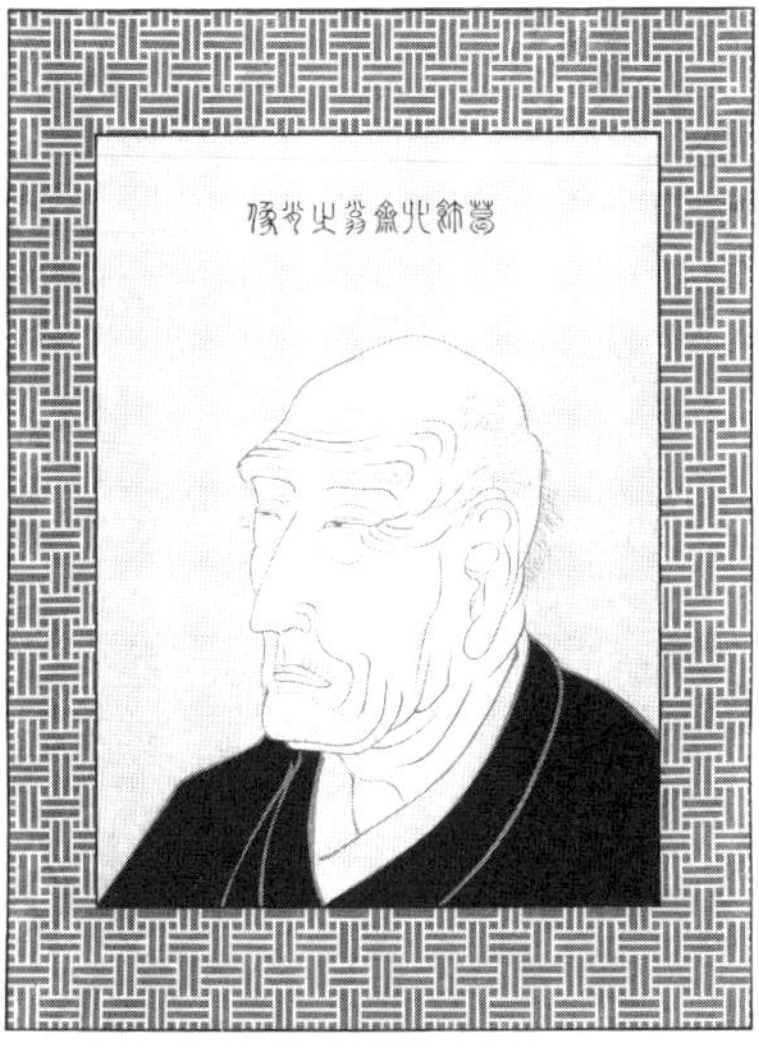

葛飾北斎（1760〜1849）
「葛飾北斎翁之肖像」、『北斎画 東海道五拾三次 全』（歴史書報社）収録

師です。北斎は、江戸時代であったにもかかわらず、数え年で90歳まで生きました。「すごい！」と思った人もいるかもしれませんが、北斎のすごいところはそれだけではありません。1834年、75歳の時に代表作となる『富嶽百景』を出版し、そのあとがきで次のように述べています。

「己《おのれ》六才より物の形状《かたち》を写《うつす》の癖《へき》ありて半百の比《ころ》より数々《しばしば》画図を顕《あらわ》すといへども七十年前画《ぜんえが》く所は実《じつ》に取《とる》に足《たる》ものなし七十三才にして稍禽獣虫魚《ややきんじゅうちゅうぎょ》の骨格草木《そうもく》の出生《しゅっしょう》を悟《さと》し得たり故《ゆえ》に八十才にしては益々《ますます》進み九十才にして猶其奥意《なおそのおうい》を極《きわ》め一百歳にして正《まさ》に神《しん》妙《みょう》ならん歟《か》百有十歳にしては一点一格にして生《いけ》るがごとくならん願《ねがわ》くは長寿の君子《くんし》予《ょ》が言《こと》の妄《もう》ならざるを見たまふべし」*2

▼現代語訳

自分は6歳から物の形を写生《しゃせい》する癖があって、50歳（半百）の頃から本格的に数々の作品を発表してきたが、70歳より前には取るに足るようなものはなかった。73歳になって禽獣虫魚の骨格、草木との出生をいくらか悟り得た。であるから（努力をつづければ）、80歳になればますます進み、90歳でその奥義を極め、１００歳になればまさに神妙の域になるのではないか。百何十歳になれば、一点一角が生きているようになることだろう。願わくは、長寿をつかさどる聖人（神）、私の言葉が偽りでないことを見ていてください。*3

北斎は80歳になってから、一作ごとに画中へ自分の名前を書き込み、作品そのものを自らの記録としていました。そして、晩年、90歳で描いた「富士越龍図《ふじこしりゅうず》」は最高傑《けっ》作《さく》の一つといわれています。

平均寿命が50歳以下であった時代に、北斎は75歳の時に１１０歳までの自分の成長を頭に描き、計画を立て、学び続けて、最高傑作を創《つく》り上げていきました。そして、90歳で病に臥《ふ》せってから約４カ月で亡くなりました。まさに、健康長寿を体現したモデルのような最後でした。

本書の最後に、みなさんにも、葛飾北斎にならって「人生１００年時代！　これからの私の計画」を立てていただこうと思います。この本を読み進めながら、少しずつ考えてみてください。

◇よりよく生きようとする江戸中期の人たちの生活指針

江戸時代の人々は、命にしたがって自然のままに生き、潔《いさぎよ》く死んでいくことへの憧《あこが》れが強かったといわれていますが、それとともに、現世《げんせ》と自己の人生への肯定《こうてい》的な考え方も持っていました。江戸中期は「花の時代」とも呼ばれ、「生け花」「花見」「花札《はなふだ》」など、日本人に特徴的な楽しみがこの時代に広まりました。そこには、「浮世《うきよ》」の現実的な運命を受け入れ、生涯をよりよく生きようとする人たちがいました。

この時代、よりよく生きようとする人たちの生活指針として、「養生書《ようじょうしょ》」が歓迎《かんげい》されていきました。ここでいう養生とは、健康な生活を送るための経験的知識や方法の蓄積《ちくせき》の中から独自の健康保持の体系を作り上げていくことであるといわれています。

養生書として有名なものには、貝原益軒《かいばらえきけん》（1630~1714年）が数え年83歳で執筆《しっぴつ》した『養生訓』（全八巻）があります。貝原益軒自身、平均寿命50歳未満の時代に、80歳を超えても歯は一本も落ちず、暗い夜でも小さい文字の読み書きができたと自《みずか》ら書き残しています。遠くも近くもメガネなしでは見えにくい筆者にとっては、すごいなと思います。

では、『養生訓』を少しみてみましょう。一巻に「人生で一番大事な事」として、以下の文があります。

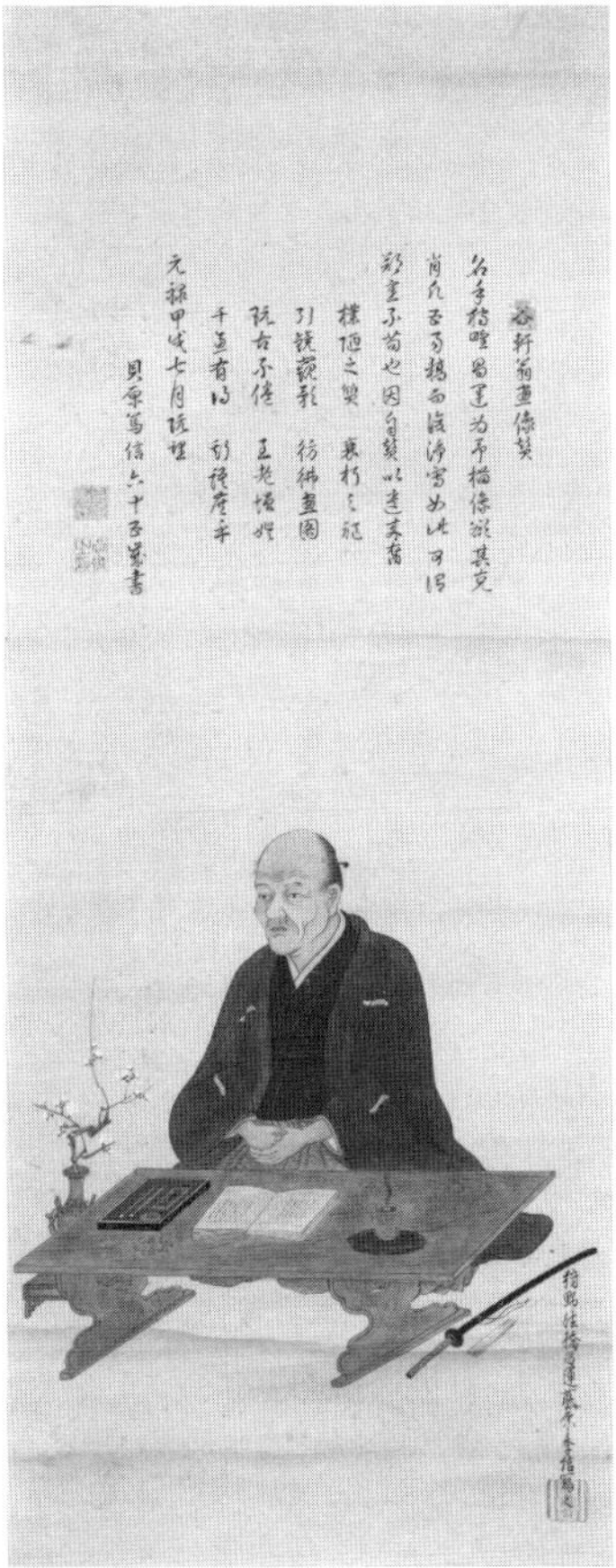

貝原益軒（1630〜1714）
狩野昌運画「益軒翁畫像賛」（1700年頃）
貝原家所蔵

「養生の術《じゅつ》をまなんで、よくわが身をたもつべし。是《これ》人生第一の大事なり。人身は至りて貴《たっ》とくおもくして、天下四海《てんかしかい》にもかへ《え》がたき物にあらずや。然《しか》るにこれを養なふ《う》術をしらず、慾《よく》を恣《ほしいまま》にして、身を亡《ほろ》ぼし命をうしなふ《う》事、愚《おろか》なる至り也《なり》。身命《しんめい》と私《し》慾《よく》との軽重《けいちょう》をよくおもんぱかりて、日々に一日を慎《つつ》しみ、私欲の危《あやうき》をおそるゝ《る》こと、深き淵《ふち》にのぞむが如《ごと》く、薄き氷をふむが如くならば、命ながくして、つひ《い》に殃《わざわい》なかるべし。豈《あに》、楽《たのし》まざるべけんや。」

▼現代語訳

養生の方法を学んで健康をたもつこと、これこそが人生でいちばん大事なことである。人のからだはきわめて貴重なもので、全世界（天下四海）の何物にもかえがたいものではないか。

それなのに養生の方法を知らないで、欲をほしいままにして身をほろぼし、命を失うのは、これ以上の愚かなことはない。

身命と私欲とのどちらが大切かをよく考え、日々の生活を慎み、私欲の危《あや》ういことを、深い淵にのぞみ薄い氷をふむように細心の注意をして暮らしていけば、長生きして、いつまでも災《わざわ》いをまぬがれるだろう。

そして、人生を楽しもうではないか。＊4

今の私たちに通じるなと感じた方もいらっしゃると思います。『養生訓』が、今日にも通じる健康書と評価されているのも納得できます。

◇ 100歳以上の高齢者は何人いるか？

では、ここでみなさんに質問です。２０２２年（令和４年）時点で、１００歳以上の高齢者は何人いると思いますか？ 考えてみてください。

２０２２年の住民基本台帳に基《もと》づく１００歳以上の高齢者の総数は、前年より４０１６人増加し、９万５２６人でした。１００歳以上の高齢者は調査開始時の１９６３

年（昭和38年）に１５３人、81年（昭和56年）に１０００人を超えました。98年（平成10年）に1万人を超え、２０２２年まで52年連続で増加しています。１００歳以上の男女の割合は、女性が88・６％で男性よりも圧倒的に多く、調査開始時より、男性よりも女性のほうが寿命が長い傾向があります。

◇男女国内最高齢者の状況

では、日本国内最高齢者はどんな方でしょうか？

厚生労働省は毎年、敬老の日に男女国内最高齢者の状況を報告しています。

２０２３年（令和5年）７月時点で、男性の最高齢者は薗部儀三郎《そのべぎさぶろう》さん１１１歳で、千葉県在住です。女性の最高齢者は大阪府在住の巽《たつみ》フサさん１１６歳で、特別養護老人ホームに入所されています。フサさんの長寿の秘訣《ひけつ》は「規則正しい生活を送り、よく食べて、よく眠ること」とご家族が語っています。

２０１９年（平成31年）３月にギネスワールドレコーズ社から、世界最高齢者として

▼100歳以上の高齢者数の推移

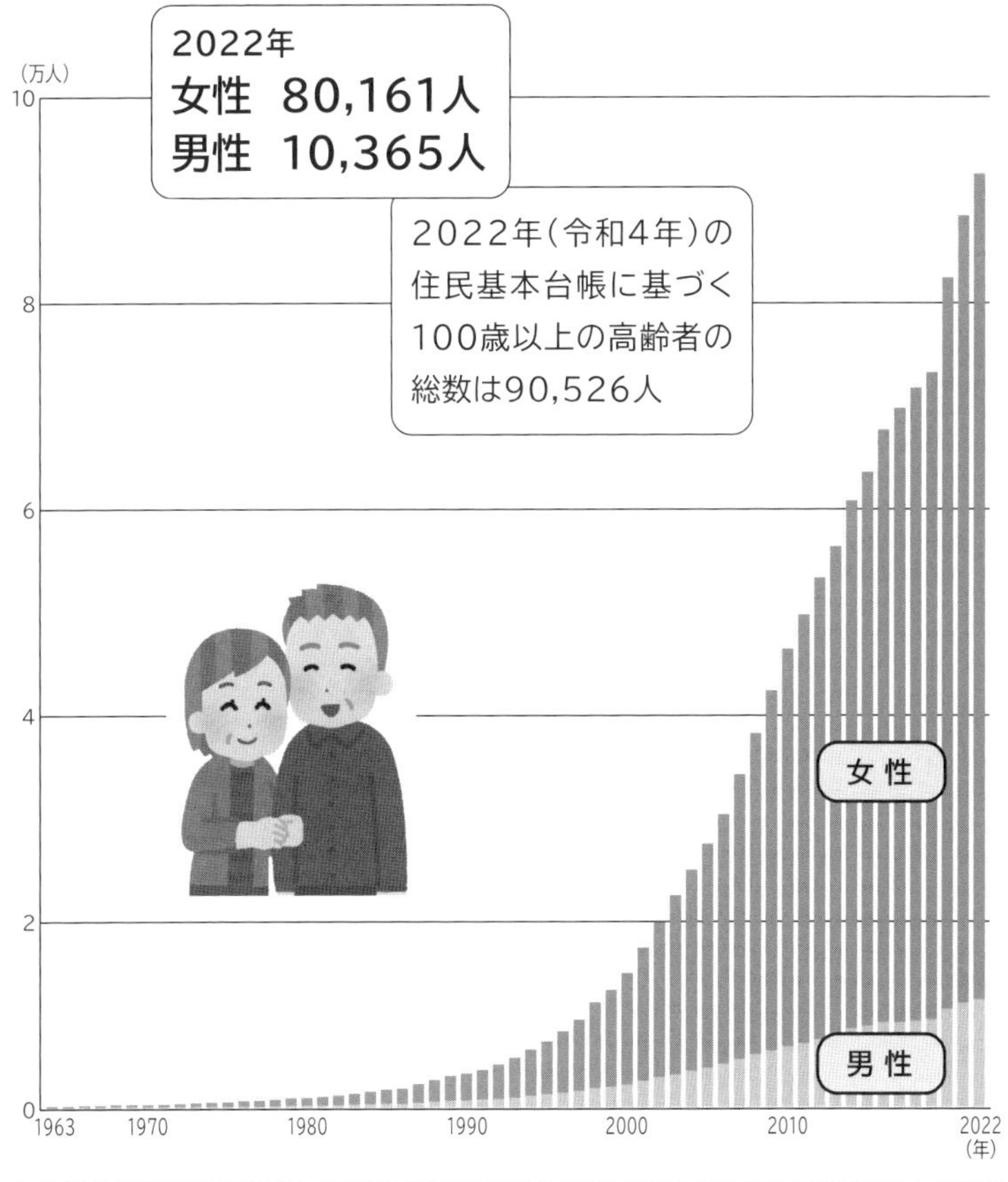

厚生労働省「百歳の高齢者へのお祝い状及び記念品の贈呈について」（2022年）をもとに作成

男女を通じ「存命中の世界最高齢」に認定されたのは、田中カ子《かね》さんです。2021年（令和3年）9月時点では、有料老人ホームに入所されており、車椅子《くるまいす》での移動が多くなったものの、大好物のチョコレートやコーラを召し上がり、オセロを楽しむなど元気にゆったり過ごしていることが紹介されていました。

2022年（令和4年）4月19日、119歳で老衰のため亡くなられましたが、「長寿への希望と喜びを与えてくださいました」[*5]（福岡県の服部知事）とのコメントが紹介されていました。明治・大正・昭和・平成・令和の5つの時代を生き、健康長寿を体現された姿に学び、人生100年時代を楽しく朗《ほが》らかに生き抜いていきたいものです。

人は何歳まで生きられるのか、人類の限界寿命は存在するのか、気になるところです。これに対する議論として、「人の寿命には『自然の限界』が存在する」[*6]と、「人類の限界寿命は存在しないか、少なくともまだ到達していない」[*7]という論文があるようです。しかし、今のところその結論は出ていません。

慶應義塾大学医学部百寿総合研究センターの新井康通氏と広瀬信義氏は、老年医学専門誌『Geriatric Medicine（老年医学）』に掲載した論文「超百寿者の科学」で次のような研究結果を発表しています。

２０１０年（平成22年）と15年（平成27年）の国勢《こくせい》調査の結果を比較して、10年からの５年で、１００歳以上の人口は１２９％に増加しているのに対して、１０５歳以上の人口は１５３％、さらに１１０歳以上は１８７％に増加しており、年齢が高いほど増加率が高いと述べています。このことは、２０００年（平成12年）の介護保険導入などの環境要因の影響によるのか、結論を得るにはさらに将来にわたって人口動態《どうたい》の傾向を分析《ぶんせき》する必要があるだろうと述べています。*8

平成の１００歳双子のアイドル　きんさん、ぎんさん

１９９２年（平成４年）に、テレビＣＭで有名になった「きんさん、ぎんさん」。１００歳の双子のきんさん、ぎんさんの姿を思い出せる人もいらっしゃると思います。１００歳すぎてテレビＣＭに出演、その後、全国各地を旅する様子が報道され、健康長寿を体現された姿に感動した方も多く、大変な人気となりました。ぎんさんは、「１０

0歳からが老後」と話し、きんさんは107歳、ぎんさんは108歳で人生を終えられました。

ぎんさんは、家族と一緒に食事をし、ほとんど好き嫌いがないためバランスのよい食事となり、1日30分から1時間の運動（散歩）を続け、出会った人に「長生きは気力だがね」と声をかけていたようです。このような生活、気力が健《すこ》やかに生きることにつながっていたようです。また、きんさん、ぎんさんは、「私たちは双子だから長生きできた」と語っており、あの人も頑張っているから、私も頑張ろうと思える相手がいた

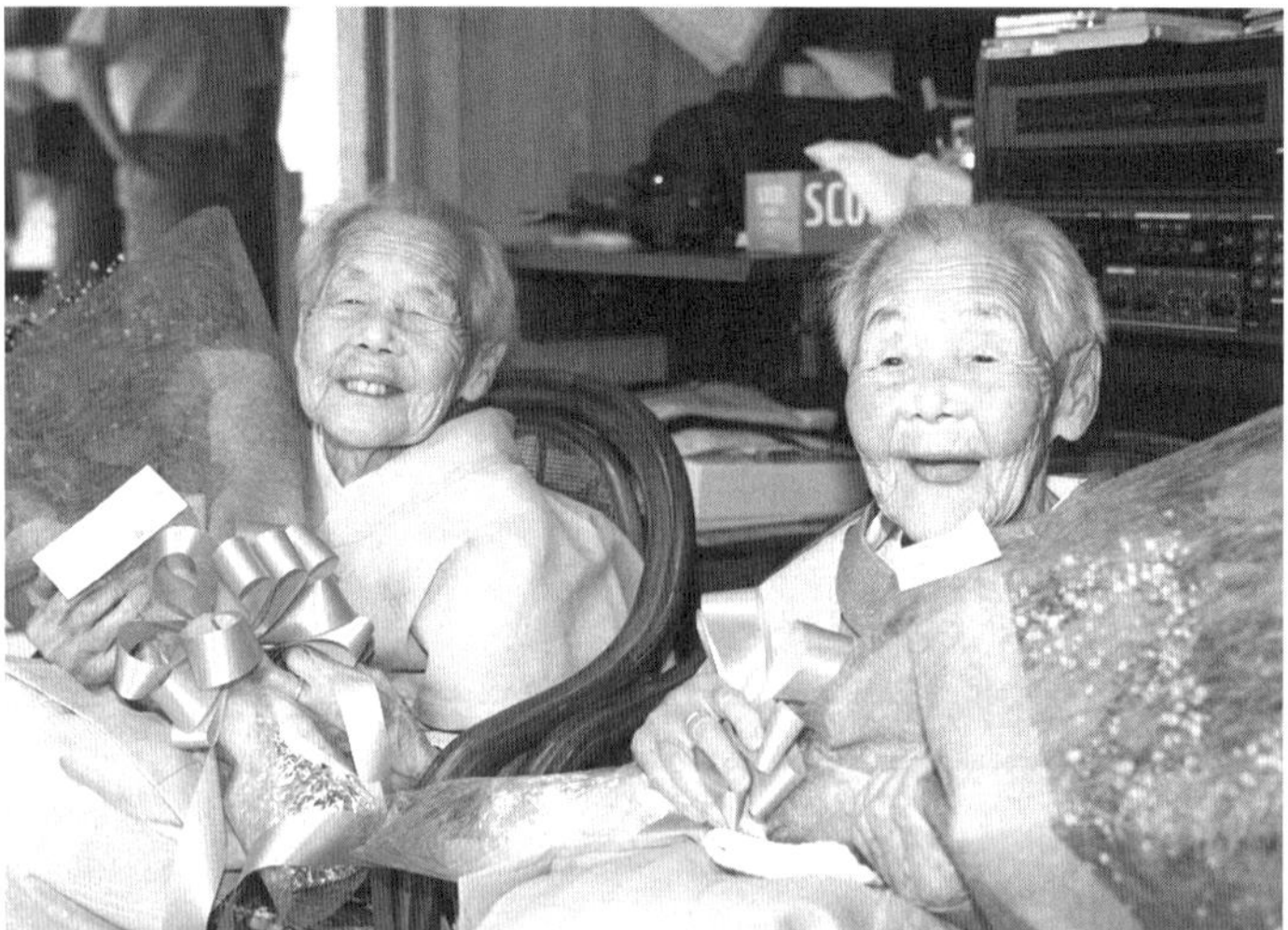

花束を贈られ、笑顔の成田きんさん（右）と蟹江ぎんさん（1992年8月1日）　写真提供：共同通信社

ことも大きかったと思います。双子でなくても、地域で声をかけ合ってみんなで食事や運動ができるよう取り組んでいく社会にしていくことが、健康長寿社会につながっていくと思われます。

ぎんさんを病理解剖《かいぼう》した医師の棚橋千里《たなはしちさと》氏によると、ぎんさんの肉体年齢は80歳で、内臓が若々しい状態だったそうです。*9 また、きんさん、ぎんさんの両親やきょうだいも長生きし、ぎんさんの娘の4姉妹の中に100歳を迎えた人もいることから、きんさん、ぎんさんは長寿の家系であったと考えられています。たしかに、長寿には遺伝《いでん》や体質が関連します。しかし、遺伝子が長寿に関係する確率は30%にすぎず、残りの70%は生活が関係しているといわれています。生活が寿命に影響する割合が大きいことから、私たちの生活を整えていくことが大切であることを、ここで確認しておきたいと思います。

100歳以上の高齢者の医学的特徴

100歳以上の方の増加に伴《ともな》い、新聞やテレビでのニュースで、100歳を超えて活躍する人たちを見聞きする機会も増えてきました。例えば東京2020オリンピックで、103歳の方が、聖火ランナーとしてお一人で走ったことや、104歳の現役美容師が紹介されています。「気づいたら100歳だった」とばかりに、お元気で活躍されている方がいらっしゃいます。100歳以上の高齢者（百寿者）にはどのような特徴があるのか知ることができれば、健康長寿へのヒントになります。

百寿者に関する研究は、1980年代後半からイタリア、米国、日本などの数カ国で行われ、2000年以降は、世界中の国々へと広がっています。遺伝的背景から生活習慣、心理社会学的特徴まで幅広い研究がなされた結果、百寿者の医学的特徴として、

- 動脈硬化《こうか》になりにくい
- インスリン感受性が高く、糖尿病の有病率が低い
- 加齢に伴う認知機能の低下が遅い

などの特徴が報告されています。

また、慶應義塾大学医学部百寿総合研究センターが行った東京百寿者研究によると、100歳の時点で自立している方は、全体の2割程度で、大多数の百寿者はなんらかの介助を必要としていました。そして自立していた2割の百寿者は、105歳以上の超百寿者、さらには110歳以上の高齢者（スーパーセンテナリアンといいます）になる可能性が高いと報告されています。[*10]

寿命そのものは自分自身で決めることはできませんが、最後まで自立して自分らしい生活を送り、健康で寿命をまっとうしたいものです。

ところで、ここまで、何度も「健康」という言葉が出てきました。この言葉からイメージされることは、人それぞれと考えられます。ここで、改めて健康とは何かについて考えてみたいと思います。

そもそも健康とは何でしょうか。1947年（昭和22年）に採択されたWHO憲章では、前文において「健康」を次のように定義しています。

「健康とは、病気ではないとか、弱っていないということではなく、肉体的にも、精神

的にも、そして社会的にも、すべてが満たされた状態にあることをいいます」[*11]（日本WHO協会訳）

このように、健康とは、単に病気がないから健康というのではなく、生活や心身ともによい状態のことといえそうです。

病気があるともう健康とはいえないと諦《あきら》めるのではなく、病気とうまく付き合い、たとえ社会の中で、他者のサポートを受けていたとしても、自分らしい生活を送ることができている状態であれば、それもまた健康といえるのではないでしょうか。

人は生きていく中で、必ず病気や慢性《まんせい》の不調、加齢などによる機能低下をきたし、それとともに生きていくことが必要になります。慢性の病気や加齢による不調や機能低下を元に戻し、なかった状態にしたいところですが、叶《かな》わないことも多いように思います。しかし、そのような状況にあっても、一人一人がそれぞれの場所で、自分にとっての「満たされた状態」をつくっていく挑戦の生活を送っているその状態は、健康といえるのではないでしょうか。自分の人生を豊かに、朗らかに生き抜いていくのも健康のあり方だと感じています。

自分の健康を守るのは自分。自分の健康があって、他者の健康を守る手伝いができるのだと思います。みなさんは、自分の健康をどのように考えていますか。自分の健康を第一に考えた生活をしていますか。筆者も自分に問う日々です。今いるところで、自分の役割を果たすために、看護《かんご》教員として、また一人の看護師として、一人の生活者として、健康であるように努めていきたいと思っています。

◇高齢者のからだの変化

病気と加齢は、健康に大きく関係していることに気づきます。超高齢社会を迎え、老いていく身体に不安を感じた経験を持つ人は、多いのではないでしょうか。一般に高齢者に現れる加齢変化（生理的な老化）にはどのようなものがあるのか、次にみていきましょう。

▼脳　:物忘れしたり新しいことを憶《おぼ》えにくくなる。

▼目：老眼《ろうがん》になる。目が乾《かわ》きやすくなる。

▼耳：高音域が聴《き》き取りにくくなる。耳が遠くなる。

▼口：唾液《だえき》の分泌量が低下して、口の中が乾きやすくなり、歯周病になりやすくなる。飲み込みにくくなり、むせたり、つかえたりする。

▼皮膚《ひふ》：乾燥しやすくなり、弾力が低下する。感覚が鈍《にぶ》くなる。

▼筋肉：筋繊維《せんい》が弱く細くなるので、筋肉量が低下する。腕よりも足の筋肉のほうが衰《おとろ》えやすい。

▼骨・関節：骨量が減り、骨折しやすくなる。靱帯《じんたい》や腱《けん》が硬《かた》くなる。関節軟骨《なんこつ》も硬くなるので、関節が動かしにくくなる。

▼内分泌《ないぶんぴつ》：女性ホルモン↓男性ホルモン↓甲状腺《こうじょうせん》ホルモンの順番に分泌量や機能が低下する。

▼呼吸器：肺活量が低下するので、動きに伴い息切れが生じることがある。

▼循環器（心臓・血管）：動脈硬化が起こる。心臓が弱くなり、動悸《どうき》が起こりやすい。

▼消化器：胃酸の分泌量が低下するので、腸の動きが悪くなり、便秘傾向になる。

▼泌《ひ》尿《にょう》器：膀胱《ぼうこう》が萎縮《いしゅく》するので、許容量が減りトイレが近くなる。尿道括約《かつやく》筋の量が低下するので、失禁することもある。

高齢者の加齢変化は、誰にでも起こることですが、それがどのように表れるかは、遺伝的な要因や生活習慣、生活環境などが関係しており、個人差が大きいという特徴があります。たとえば、50歳を過ぎて視力が衰え、新聞を読むのにルーペが必要になる人がいる一方で、70歳過ぎてもまだ裸眼《らがん》で読めるという方もいらっしゃいます。加齢に伴う身体機能の衰えは誰も避けることはできませんが、生活習慣の改善に取り組み、罹患《りかん》した病気に適切に対処することによって、加齢変化の進行を緩《ゆる》やかにしていくことができます。やはり、生活の仕方が大切なようです。

より若々しく、より健康に、長い時間を過ごすチャンスを手にしている

寿命が長くなることについて、否定的に思われる方の気持ちとして、先に述べた高齢者として老いていくからだを体験し、老いて生きる時間が長くなることをイメージしているからかもしれません。それに対して最近では、新しい考え方が出てきています。それは、人生100年時代は、老いて生きる期間が長くなるのではなく、〝健康で若々しく生きる期間が長くなる〟というものです。

1951年（昭和26年）から朝日新聞で連載が開始された『サザエさん』は、誰でも知っている有名なマンガです。そのキャラクター・サザエさんの両親である磯野《いその》波平《なみへい》さんとフネさんはそれぞれ何歳か知っていますか？

じつは、波平さんは54歳、フネさんは52歳（という設定）です。みなさんの中にはひょっとしたら、今、磯野夫妻の年齢を知って、驚いた人もいるかもしれません。2023年（令和5年）で磯野夫婦と同年代では、唐沢寿明《からさわとしあき》さん60歳、山口智子《やまぐちともこ》さん58歳の夫婦が

います。お二人とも俳優として第一線でご活躍《かつやく》されていますが、唐沢寿明さんは、60歳を過ぎてもアクションシーンの多いドラマで主演もされています。

磯野夫妻と唐沢寿明・山口智子夫妻を比べてみると、どうでしょうか？　令和の50～60歳代の夫婦のほうがずいぶん若々しく見えませんか。実際、この本を読んでいる50～60歳代の方も、磯野夫婦より「私のほうが若い」と感じる方は少なくないでしょう（ちなみに私自身もそう思います）。私たちは、以前よりも健康で若々しく生きることができるようになっているのです。

ロンドン大学ロンドン・ビジネス・スクールのリンダ・グラットン教授は、自身の著書『ＬＩＦＥ　ＳＨＩＦＴ（ライフシフト）』の中で、寿命が延び、人生１００年を生きることが可能になった時代に生きる私たちは「より若々しく、より健康に、長い時間を過ごすチャンスを手にしている」「長く生きるというプレゼントをもらったのだ」「人生が長くなれば、目的意識を持って有意義な人生を形づくるチャンスだ」と述べています。そして、私たちの頭の中にある人生のイメージとして、「教育」「勤労《きんろう》」「引退」といった3つのステージから、人生１００年を生きる時代は、複数のステージ（マルチステージ）

へ移行し、個人が大きく変わることが求められていくと述べています。[*12]
1970年代、多くの大手企業の定年が55歳だったのが、60歳を経て、2025年4月からは65歳までの雇用確保が義務になります。今後は、定年がある働き方から、年齢に関係なく働く仕事も生まれてくるといわれています。
人生100年時代をどう生きるのか、考えるとなんだかワクワクしてきますね。

◇あなたは長寿であることを望みますか？

日本には、人生の区切りとなる年齢を長寿の節目としてお祝いする文化があります。年齢と名称をいえますか？　お祝いの節目には以下のものがあります。

還暦《かんれき》：60歳
古希《こき》（古稀）：70歳
喜寿《きじゅ》：77歳

傘寿《さんじゅ》：80歳
米寿《べいじゅ》：88歳
卒寿《そつじゅ》：90歳
白寿《はくじゅ》：99歳
紀寿《きじゅ》または百寿《ももじゅ》：100歳
茶寿《ちゃじゅ》：108歳
皇寿《こうじゅ》：111歳
大還暦《だいかんれき》：120歳
それ以降は？……

日本では、長寿はお祝いごとの一つと考えられ、よいことと捉《とら》えられてきました。ここでもし、「あなたは長寿であることを望みますか？」と尋《たず》ねられたら、なんと答えますか。この本を読んでくださっている方からは、「もちろん健康で長く生きたいです！」という声が聞こえてきそうです（ちなみに筆者は健康長寿で100歳まで生きると決めています）。

ここで２０１７年（平成29年）に特定非営利活動法人「老いの工学研究所」が行った健康・医療に関する意識調査（調査方法：郵送、インターネット、回答者数：40歳から94歳の533人）をみてみましょう。[*13]

この意識調査によると、「日本人の寿命がさらに延びることを望みますか」との問いに対して、「そう思う・ややそう思う」と答えた人は24％、「ややそう思わない・そう思わない」と答えた人は38％で、寿命がさらに延びることを「望む人」よりも「望まない人」のほうが多いという回答結果でした。また、「とにかく長生きしたいですか」の問いに対しては、「そう思う・ややそう思う」と答えた人は35％、「ややそう思わない・そう思わない」と答えた人は40％おり、「長生きしたいと思っている人」よりも「長生きしたいとは思っていない人」のほうが多い回答結果でした。

続いて、「尊厳死《そんげんし》（平穏死《へいおんし》）の法制化を望みますか」の問いについては、「そう思う・ややそう思う」が74％、「ややそう思わない・そう思わない」は6％で、尊厳死（平穏死）の法制化を望む人が7割以上という結果となりました。

この結果をみると、長く生きることに対して否定的な意見が多いようです。

また、内閣府が同年に行った調査で、高齢者の延命治療の希望についてみると、65歳以上で「少しでも延命できるよう、あらゆる治療をしてほしい」と回答した人の割合は4・7%と少なく、一方で「延命のみを目的とした医療は行わず、自然にまかせてほしい」と回答した人の割合は91・1%と9割を超えていました。*14

日本は世界第1位の長寿国ですが、寿命の長さよりも「高齢期の生き方」「最後の迎え方」を重視する傾向があるようです。

先ほど江戸時代に長く生きた人を紹介しました。江戸時代は、約40年という平均寿命の短さが、その時代に生きた人々の間に、命のはかなさ、この世の無常《むじょう》という「浮世」の概念《がいねん》を創っていったといわれます。日本人の人生観の中には、無常感が強く、命にしたがって自然のままに生き、潔く死んでいくことへの憧れがあったようです。このような、自然のままに生き、潔く死んでいくことへの憧れは、今も日本人の文化的背景にあり、寿命の長さよりも「高齢期の生き方」「最後の迎え方」を重視する現代の傾向につながっているかもしれません。

また、この結果は、現代の医療技術の進歩により、以前なら亡くなっていたような状態にあっても延命が可能になり、本人が望まない延命治療が施《ほどこ》されることも少なくないことも、本人の意思が尊重された死を迎えられるよう、制度的な面から改善を望む人が非常に多いことにつながっていると考えられます。

そこで、近年、アドバンス・ケア・プランニング（Advance Care Planning、略してACPといいます）という考え方が提唱されています。

◇人生会議をしてみましょう

厚生労働省は、2018年（平成30年）から、アドバンス・ケア・プランニングの愛称として「人生会議」という用語を使い、啓発活動を行っています。病院や診療所の待合室やエレベーターの中にポスターが貼られているのを見かけることがあります。

「人生会議」とは、私たちの大切にしていることや望み、どのような医療やケアを望んでいるかについて、自ら考え、また、私たちの信頼する人たちと話し合うことをいいます。

人生会議のテーマとして、以下のようなものがあります。

①現在の気がかりや不安：痛みはこれからも続くのか、これからどうなっていくのか

②価値観や人生観、目標：人生には困難がつきもの、挑戦していきたい、孫の結婚式までは生きていたいなど

③現在の病状や今後の見通し：痛みはあるが、薬で和《やわ》らげながら自宅で生活していきたい

④治療や療養に関する選択肢と意向（医療やケアの希望、生命維持《いじ》医療に対する意向等）：できる限りの治療はしたい、延命処置は希望しないなど

多くの方は、毎日の生活の中で、明日もあさっても生きる自分を当然と考え、生活をしています。しかし、人は誰でも災害や交通事故、感染症や脳卒中といった病気の発症等、自分の努力でコントロールできない命に関わる状況に至《いた》ることがあります。

今の医療技術は進んでおり、さまざまな選択肢の中から一つを選ぶという意思決定を求められる状況になる可能性があります。突然、命に危険が迫《せま》る緊急事態になるといったもしもの時、自分で決めたいと思っていても、約70%の方がこれからの医療やケアなどについて自分で決めたり、人に伝えたりすることができなくなるといわれています。その場合、家族などがあなたに代わって意思決定することになります。当事者（本人）がどうしたいのかわからない家族が、当事者の代わりに意思決定した場合、「これでいいのか」「これでよかったのだろうか」と問い続けることになり、苦しむことがあります。

そのため、日頃から、あなたの大切にしていることや望み、どのような医療やケアを望んでいるかについて、自ら考え、また、あなたの信頼する人たちと話し合っておくとよいでしょう。これはとても大切なことです。そのことによって、もしもの時に、家族などあなたの信頼できる人が「こうしたいと言っていた」と伝えることができます。また、「あなたなら、たぶん、こう考えるだろう」とあなたの気持ちを想像しながら、医療・ケアチームと話し合いをすることができます。家族などのあなたの信頼できる人が、あなたの価値観や気持ちをよく知っていることが、重要な助けになります。

ニュースなどで話題になった時、あなた自身が話し合ってみたいと思った時に、人生会議を始めるのも一つの方法です。

ここで事例をお話ししましょう。

私は臨地《りんち》実習で行った先で、心不全で入院されていたAさんと出会いました。その方は、心筋梗塞《こうそく》の後、心不全となり、入退院を繰り返していました。「心不全が悪化するととても辛《つら》いので、次はもう治療はいい、死にたい」と思っていたそうです。そして、再度、心不全が急激に悪化し救急搬送《はんそう》となってしまいました。Aさんは、「自分は治療はもういいといったのだが、主治医の先生に家族が助けてほしいと泣いて頼むので、仕方なくそれを受け入れたが、自分はもう延命はいいんだ」「目が覚めた時に生きている自分に涙が出た」「あなたたちが、これから患者の望みを尊重する社会にしていってほしい、そういう仕組みを作ってほしい」と涙ながらにおっしゃられたことを今でも思い出します。

看護師としての私の立場からは、そもそもこのような辛いお話をしなくてもいい状況にしたいと強く思います。心筋梗塞や心不全といった慢性の病気の予防と、もしなってしまった場合の重症化を予防する支援を、患者さんとご家族を中心に、医師や看護師、管理栄養士、薬剤師、理学療法士などの専門職から構成された医療チームでどのように行っていくかを考え、行動していきたいと思います。しかしながら、もしそれができたとしても、人が病気になることを完全にコントロールすることはできません。病気が突然発症することや、療養がうまくいかず重症化していくこともあります。そのようなもしもの時、私が出会ったAさんのように、当事者の辛さへの理解をしながら、その方の望みを大切にした関わりができるようにしたいと思います。また、ともに辛い思いをされるご家族に対しても、同様の対応が必要だと考えます。

今、当事者が語られた一例をお伝えしましたが、周りの人からも、さまざまな相談を受けたことがあります。もしもの時に、本人に代わって意思決定を求められた家族が、大きな責任と負担感を持たれ、「これでよかったのか」「あの時こうしていたら」と後々まで考え悩み続け苦しんでおられることも経験しました。そこで、一人の看護師として、また医療チームの一員として、もしもの時についての話し合いをして、その内容を記録に残しておくことは、本人にとっても、家族などの当事者の大切な人たちにとっても重要だと感じています。

自分が人生の主人公であり続けるために

しかしながら、いろいろなケースがあります。今は多様性の時代であり、大切にしていることやこうしたいという希望は多数あり、当事者と家族などの周りの人々の意見が違うこともありますが、当事者の意向を尊重していくことが求められます。こうしなければならないという決定的な一つの答えはなく、人の数だけ答えはあるといってよいくらいです。また、一度「こうしたい」と決め、共有したとしても、時間の経過とともに変わっていく可能性があります。そのため、何度も話し合っていくことが必要になります。

ですが、すべての人が、一様に人生会議をしなければならないというわけではありません。あくまで、その個人の自らの主体的な行いによって考え、進めていくことが大切です。先ほどの事例の患者さんは、自分のこれからを考えて、「こうしたい」という考えをお持ちでしたが、中には、「知りたくない」「考えたくない」という方もいらっしゃいます。周りの人が、「もしもの時のことを考える必要がある」と、当事者に強い態度で押し付けることは適切ではないと思います。「知りたくない」「考えたくない」という方への十分な配慮も必要です。

その一方で、人生会議を重ねることは、自分の気持ちを話せなくなった「もしもの時」に、あなたの心の声を伝えることができる「かけがえのないもの」になります。自分の要望を理解してもらうことで、あなたの大切な人の心の負担を軽くすることもできます。

人生会議は、自分自身が人生の主人公であり続けるために行うもので、医療者を含め、周囲の人たちの都合で行うものではありません。時機を捉え、もしもの時のことを、あなたの大切な人たちと話し合ってみることを提案します。

注

＊1 新井康通、広瀬信義「超百寿者の科学」（『Geriatric Medicine』第57巻8号収録、753〜757ページ、2019年）
＊2 葛飾北斎『富嶽百景』跋文
＊3 永田生慈『葛飾北斎』（吉川弘文館、2000年）
＊4 立川昭二『すらすら読める養生訓』（講談社＋α文庫、2017年）
＊5 福岡県ホームページ「田中カ子様の御逝去に係る知事コメント」（2022年、https://www.pref.fukuoka.lg.jp/press-release/sekaisaikourei-tijikomento.html、最終閲覧日：2023年7月10日）
＊6 Dong X et al「Evidence for a limit to human lifespan」（『*Nature*』Vol.538（7624）、257〜259ページ、2016年）
＊7 Barbi E et al「The plateau of human mortality, Demography of longevity pioneers」（『*Science*』Vol.360（6396）、1459〜1461ページ、2018年）
＊8 前掲「超百寿者の科学」753〜757ページ
＊9 棚橋千里「インタビュー 病理解剖でわかったぎんさんの若さの秘訣」（日本医療福祉生活協同組合連合会『comcom』2013年1月号8〜11ページ、http://www.hew.coop/wp-content/uploads/2012/12/com_i_201301.pdf、最終閲覧日：2023年7月

7日）
＊10　新井康通「百寿者プロジェクトで得られた老化と炎症の関連」（『アンチエイジング医学』第15巻3号、30～36ページ、2019年）
＊11　公益社団法人日本WHO協会「世界保健機関（WHO）憲章とは」（1997年、https://japan-who.or.jp/about/who-what/charter/、最終閲覧日：2023年7月7日）
＊12　リンダ・グラットン／アンドリュー・スコット著、池村千秋訳『LIFE SHIFT（ライフ・シフト）――100年時代の人生戦略』（東洋経済新報社、2016年）
＊13　特定非営利活動法人老いの工学研究所「健康・医療に関する意識調査」（2017年、https://drive.google.com/file/d/1ULJzjnDx9bRj8v-qQi_m4ouh8MtwKqAe/view、最終閲覧日：2023年7月6日）
＊14　内閣府「平成29年版高齢社会白書」（https://www8.cao.go.jp/kourei/whitepaper/w-2017/html/gaiyou/s1_2_3.html、最終閲覧日：2023年7月7日）

第2章

健康長寿を目指すうえでの課題

◇健康に関する各種の調査結果から

現代に生きる私たちは、健康長寿を目指すうえで、どのようなことが課題になってくるでしょうか。内閣府が行った調査の結果から考えてみます。

２０２２年度（令和４年度）の成人を対象にした「国民生活に関する世論調査」[*1]では、日頃の生活の中で「悩みや不安を感じている」は78％で、７割以上の人が何らかの不安を感じているという回答でした。さらに「悩みや不安を感じている」と回答した人にその内容を尋《たず》ねたところ、最も多かったのは「老後の生活設計について」63・5％、続いて「自分の健康について」59・1％でした。また、「家族の健康について」は51・5％でした。つまり、日常生活の中で感じる悩みや不安を持つ人の半数以上の人が、自分や家族の健康に関する悩みや不安を抱《かか》えており、２０２１年度（令和3年度）の前回調査とほぼ同様の傾向がみられました。

２０１４年（平成26年）に厚生労働省が発表した20歳以上が対象の「健康意識に関する調査」[*2]でも、「あなたは健康に関して何らかの不安をお持ちですか」（複数回答可）の

▼日頃の生活の中で、悩みや不安を感じていますか

「悩みや不安を感じている」 78.0%

「悩みや不安を感じていない」 17.0%

日頃の生活の中で、「悩みや不安を感じている」と答えたもの（複数回答可）

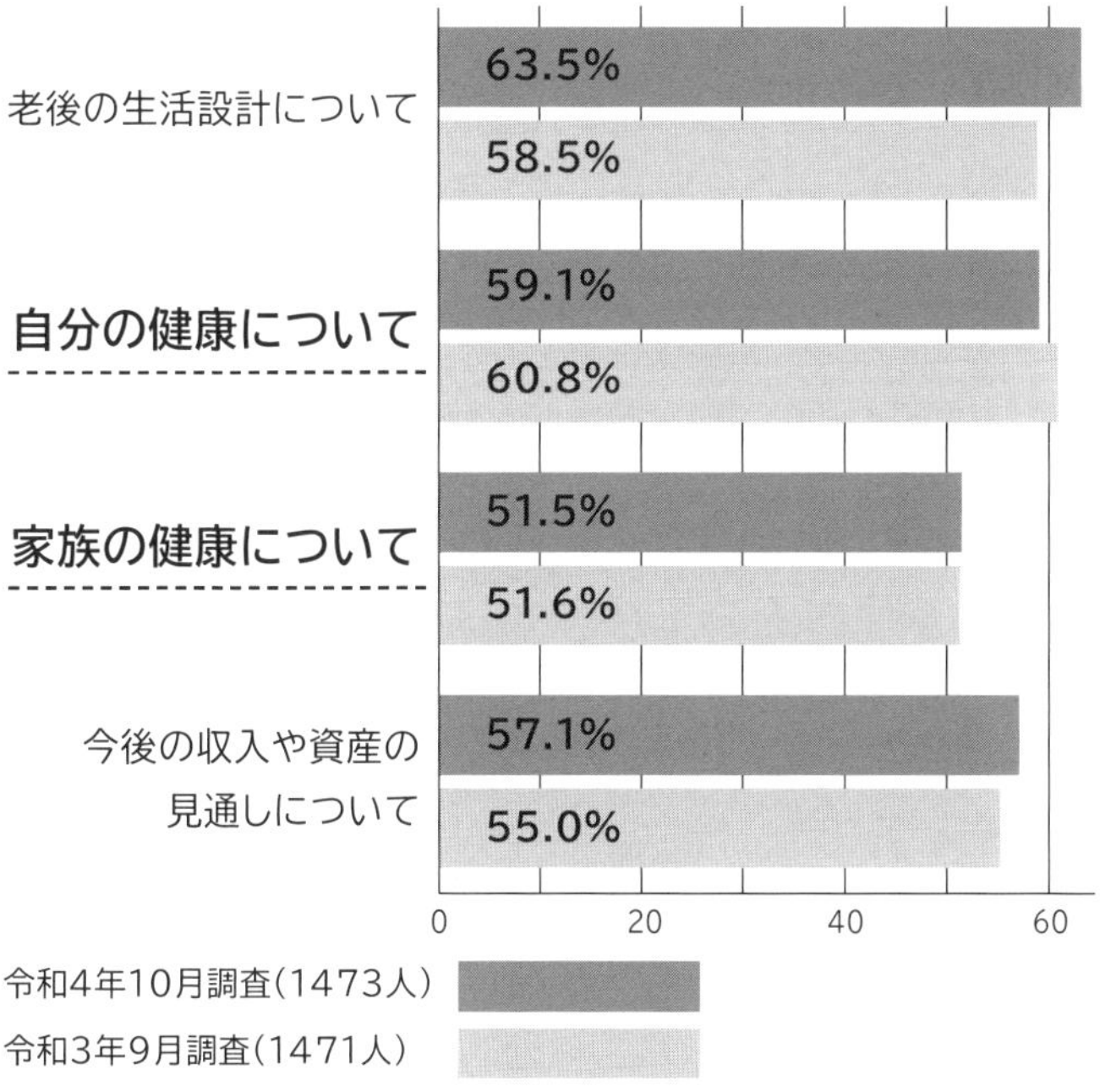

「悩みや不安がある」と回答した人の半数以上が**「自分の健康」「家族の健康」**をあげていた

内閣府「国民生活に関する世論調査」（2022年）より作成

問いに、「ある」と回答した人は61・1％でした。その内容について尋ねたところ、「体力が衰《おとろ》えてきた」が最多の49・6％で、続いて「持病がある」39・6％、「ストレスがたまる・精神的に疲れる」36・3％、「肥満が気になる」27・3％となっていました。

また、「あなたの健康にとって、最もリスクとなることはどれだとお考えですか」（複数回答可）の問いには、「生活習慣病を引き起こす生活習慣」が41・9％で最も多く、次《つ》いで「加齢や遺伝《いでん》」17・3％、「精神病を引き起こすようなストレス」11％、などの回答がありました。

この調査結果から、健康に関する悩みや不安として、病気やストレス、心身の不調、運動不足や加齢に関連した体力の衰えなどが考えられました。また、この調査が行われた2014年（平成26年）では「インフルエンザなどの感染症」4・9％、「災害や交通事故といった不慮《ふりょ》の事故」11・7％でしたが、2020年（令和2年）からの新型コロナウイルス感染症の広がりや、多くの自然災害などの影響で、現在ではより高くなっている可能性があります。

2022年（令和4年）の我が国の主な死因のトップ3は「悪性新生物（腫瘍《しゅよう》）」24・6％、

▼厚生労働省「健康意識に関する調査」（2014年）より作成

あなたは健康に関して何らかの不安をお持ちですか。

ある 61.1%
ない 38.9%
0
20
40
60
80
100

あなたの抱えている健康に関する不安はどれだとお考えですか。

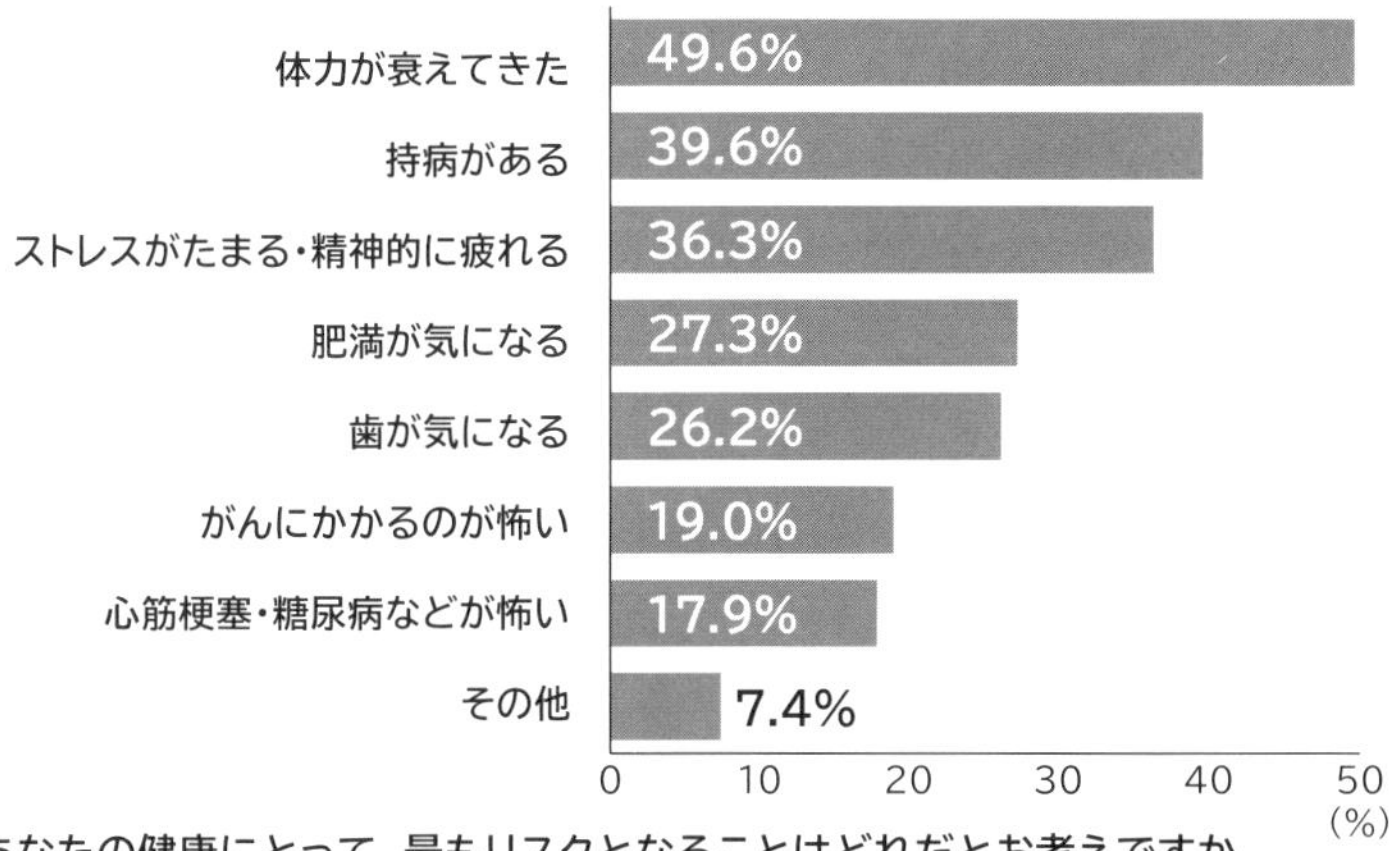

あなたの健康にとって、最もリスクとなることはどれだとお考えですか。

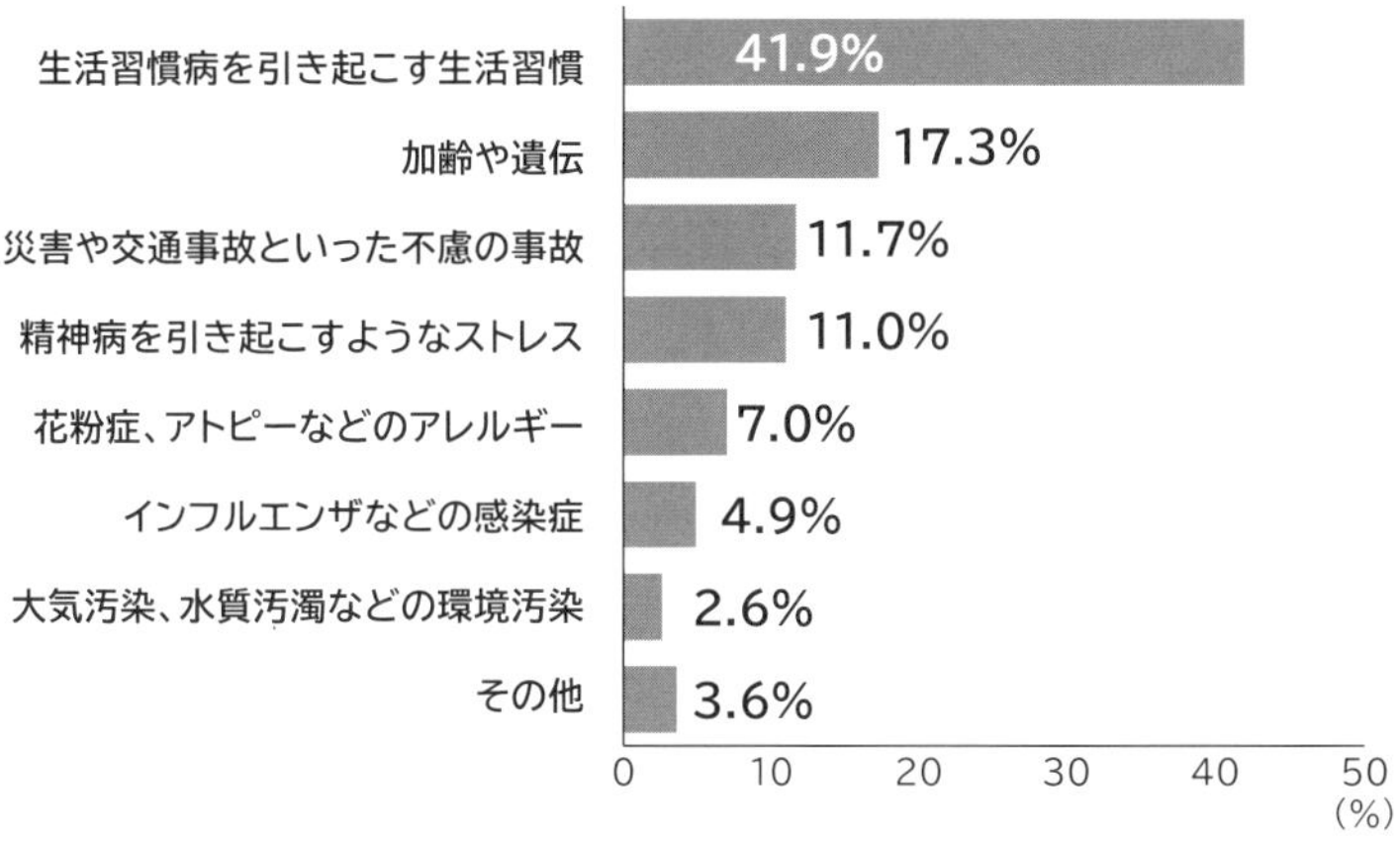

「心疾患《しんしっかん》」14・8%、「老衰」11・4%で、続いて「脳血管疾患」6・8%（4位）です。「悪性新生物」「心疾患」「脳血管疾患」の3つで全体の約半数を占め、およそ国民の2人に1人が「がん」か「動脈硬化《こうか》による病気」で亡くなることになります。

日本人の死因の上位にある「がん」や「心疾患」「脳卒中」は、生活習慣病に含まれます。生活習慣病とは、食事や運動、休養、喫煙、飲酒などの生活習慣が深く関与し、それらが発症の要因となる疾患の総称です。

生活習慣病の重症化は、健康寿命

▼主な死因の構成割合（2022年）

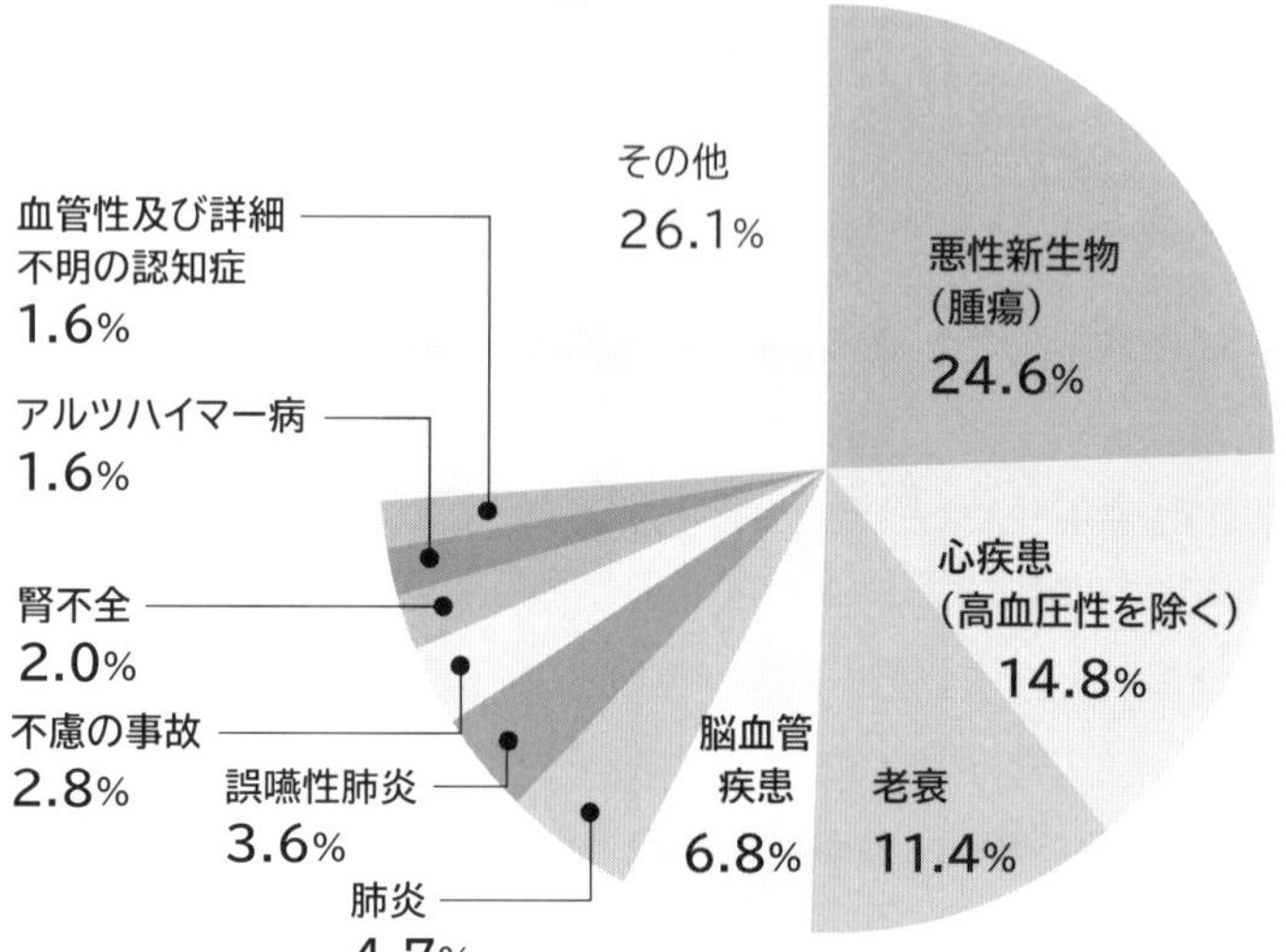

厚生労働省「人口動態統計」（2022年）より作成

を短縮させるリスクになるだけでなく、要介護が必要な状態となり、死につながる事態を招く可能性があります。したがって、４割以上の人が「生活習慣病を引き起こす生活習慣」を、健康にとってリスクになると捉《とら》えているのではないかと考えられます。

先に述べた、この2つの調査から、およそ半数またはそれ以上の人が、健康に関わる悩みや不安を抱えていることがわかりました。生活習慣病を引き起こす生活習慣、ストレス、心身の不調、加齢、そして、家族の健康の問題は、その人の生活に深く結びついてお

▼主な死因別にみた死亡率（人口10万対）の年次推移

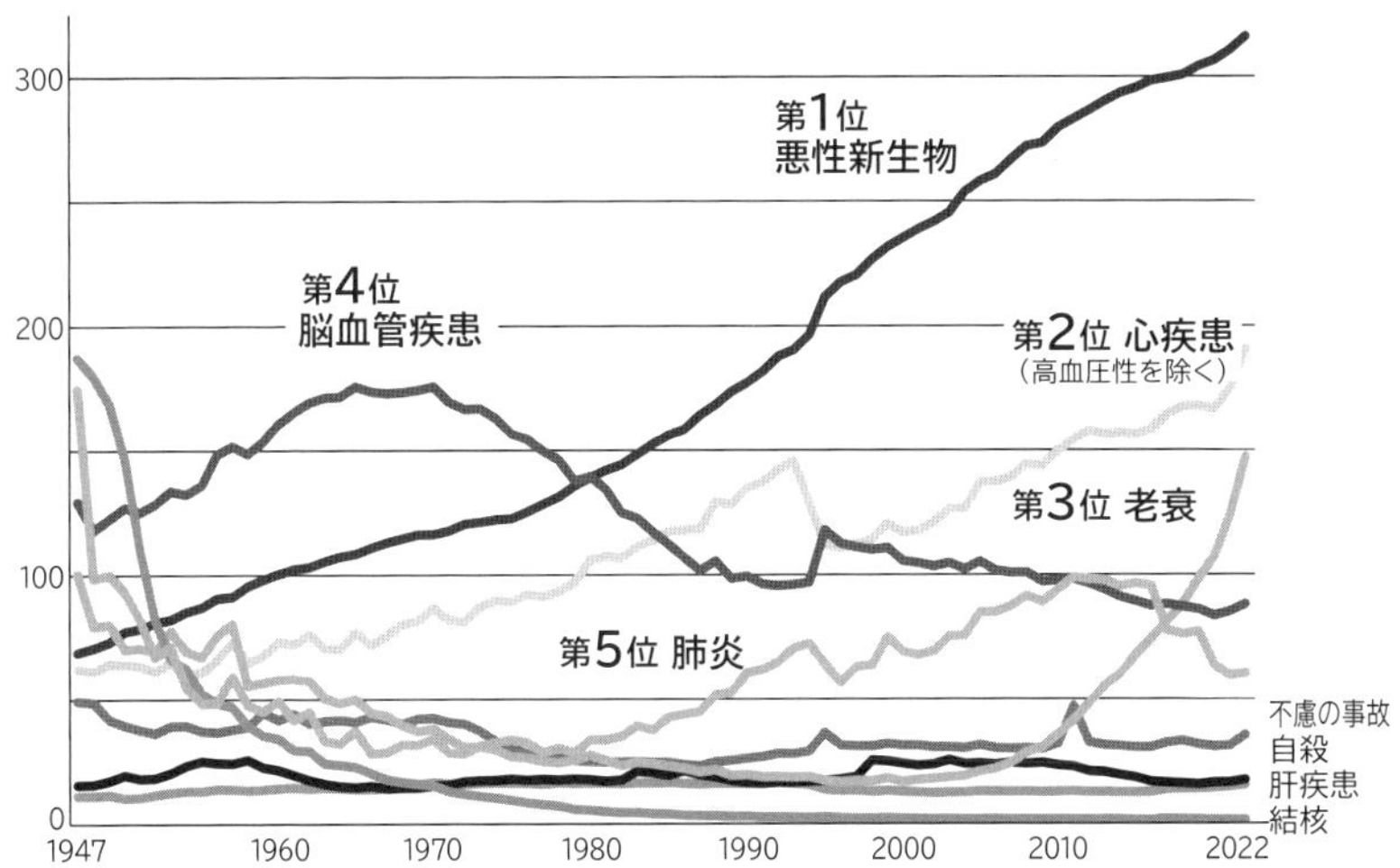

厚生労働省「人口動態統計（２０２２年）」より作成

り、完全にリスクをなくすことは難しいかもしれません。そのため、病気を予防することや、病気の悪化や進行を阻止《そし》し、遅らせようとすること、症状を和《やわ》らげることなどによって、完全になくすことはできない病気やストレス、心身の不調とともに生きることができるようになることも大切になります。

健康寿命を延《の》ばしていくことが大切

病気やストレス、心身の不調を「ない状態にする（戻す）」ことが難しい場合もあります。そのため、「うまく付き合っていく」と捉え方を変えていくことも必要になります。周りのサポートを受けながら、病気やストレス、不調、加齢による心身の変化に対応し、うまく付き合いながら自分の身の回りのことは自分でできる自立した生活を送ること、つまり「健康寿命」を延ばしていくことが大切になります。

健康寿命とは、「日常生活に介護を必要とせず、心身ともに自立して暮らせる期間」のことをいいます。「平均寿命と健康寿命の推移」のグラフをみると、「平均寿命」と「健

▼平均寿命と健康寿命の推移

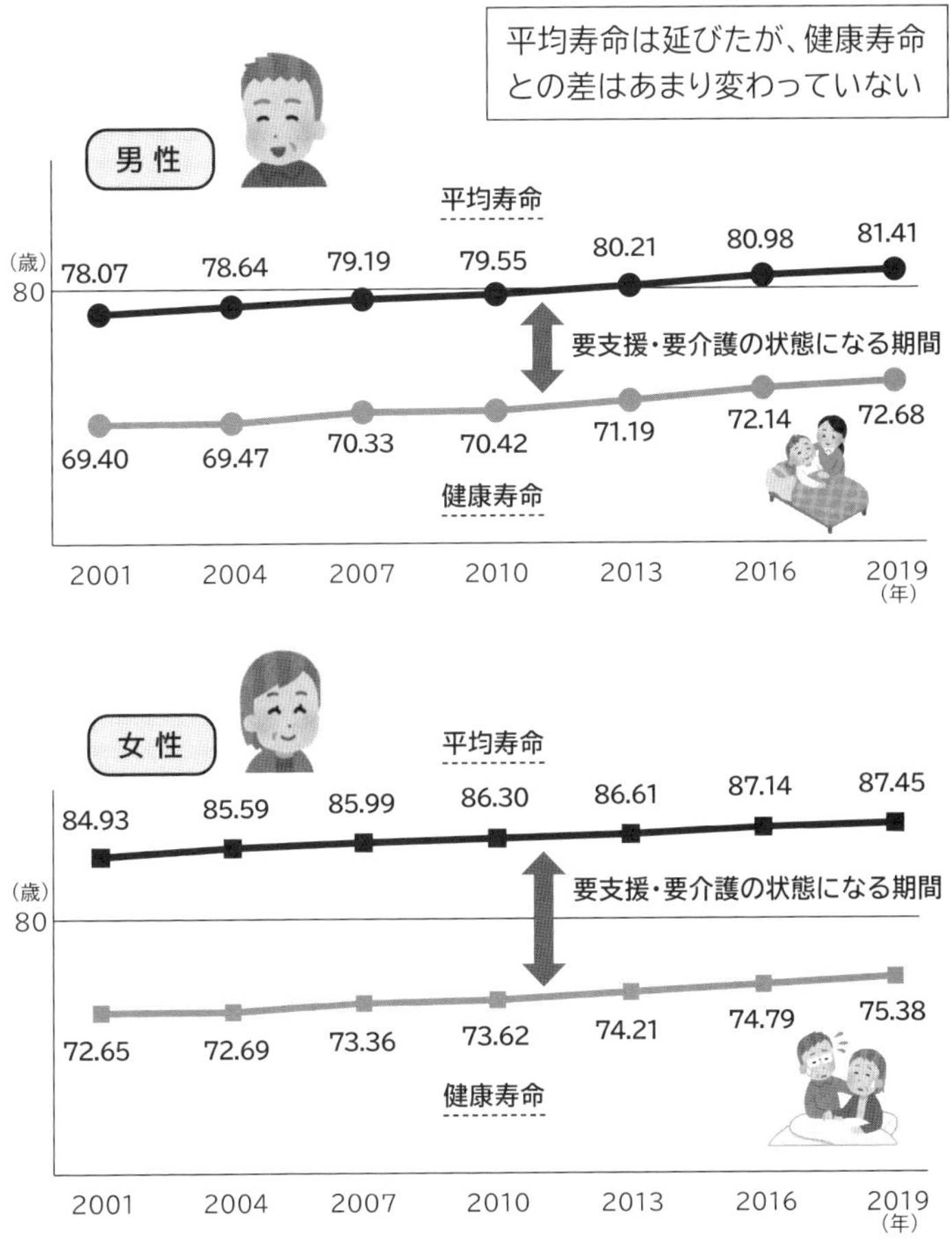

平均寿命は、厚生労働省「簡易生命表」、「完全生命表」より、
健康寿命は厚生労働省「第16回健康日本21(第二次)推進専門委員会資料」より作成

康寿命」は、ともに上昇していますが、その差（介護が必要な期間）をみると、ほとんど変化は見られません。つまり、寿命は延びたが、男性は死ぬ前に約9年間、女性は約13年間、要介護状態になっていることは、変わっていないのがわかります。

この要介護状態の期間が短縮できれば、自分にとってのよい生活を長く続けることになります。健康寿命を延ばすためには、要介護状態になることを予防することが、大切です。要支援、要介護になる要因にはどのようなものがあるのでしょうか。

２０１９年（令和元年）「国民生活基礎調査の概況」[*3]（厚生労働省）によると、要支援・要介護の要因の全体総数1位は「認知症」、2位は「脳血管疾患（脳卒中）」、3位は「高齢による衰弱《すいじゃく》」となっています。要支援と要介護の要因を分けてみていくと、次のようになります。

要支援状態となる要因として、最も多いのは「関節疾患」、続いて「高齢による衰弱」「骨折・転倒」です。そして、要介護状態となる要因として、最も多いのが「認知症」、続いて「脳血管疾患（脳卒中）」「骨折・転倒」「高齢による衰弱」となっています。

このように、生活習慣病等の慢性《まんせい》疾患や加齢は、要支援・要介護の要因となっています。脳卒中のように、元気に自立した生活を送っている状態から、突然、要介護状態に移行する場合もありますが、特に今後、ますます増加が見込まれる後期高齢者（75歳以上）では、要介護状態に至《いた》る前の中間的な段階を経《へ》て、徐々に要介護状態に陥《おちい》

▼介護が必要になった要因は何か
現在の要介護が必要となった主な要因（上位3位）

現在の要介護度	第 1 位	
総　　数	**認知症**	17.6％
要支援者	関節疾患	18.9％
要支援1	関節疾患	20.3％
要支援2	関節疾患	17.5％
要介護者	認知症	24.3％
要介護1	認知症	29.8％
要介護2	認知症	18.7％
要介護3	認知症	27.0％
要介護4	脳血管疾患（脳卒中）	23.6％
要介護5	脳血管疾患（脳卒中）	24.7％

現在の要介護度	第 2 位	
総数	**脳血管疾患（脳卒中）**	16.1％
要支援者	高齢による衰弱	16.1％
要支援1	高齢による衰弱	17.9％
要支援2	骨折・転倒	14.9％
要介護者	脳血管疾患（脳卒中）	19.2％
要介護1	脳血管疾患（脳卒中）	14.5％
要介護2	脳血管疾患（脳卒中）	17.8％
要介護3	脳血管疾患（脳卒中）	24.1％
要介護4	認知症	20.2％
要介護5	認知症	24.0％

現在の要介護度	第 3 位	
総数	**高齢による衰弱**	12.8％
要支援者	骨折・転倒	14.2％
要支援1	骨折・転倒	13.5％
要支援2	高齢による衰弱	14.4％
要介護者	骨折・転倒	12.0％
要介護1	高齢による衰弱	13.7％
要介護2	骨折・転倒	13.5％
要介護3	骨折・転倒	12.1％
要介護4	骨折・転倒	15.1％
要介護5	高齢による衰弱	8.9％

「現在の要介護度」とは、2019年（令和元年）6月の要介護度をいう
厚生労働省「国民生活基礎調査の概況」（2019年）より作成

ると考えられています。この「要介護状態に至る前の中間的な段階」のことを「フレイル」といいます。

フレイル――自立と要介護の中間の状態

人生50年の時代には、多くの人が加齢に伴《ともな》う身体的虚弱《きょじゃく》状態になる前に寿命を迎えていました。しかし、平均寿命が延びた今日、私たちは年を重ねていく身体とともに長く生きることができるようになりました。そこで、今まではなかった新たな健康問題が浮かび上がってきました。その一つがフレイルです。

フレイルは、２０１４年（平成26年）に日本老年医学会が提唱した、高齢者の「老衰」「衰弱」「虚弱」に代わる新しい概念です。

日本老年医学会よると、フレイルとは、「高齢期に生理的予備能力が低下することでストレスに対する脆弱《ぜいじゃく》性が亢進《こうしん》し、生活機能障害、要介護状態、死亡などの転帰《てんき》に陥りやすい状態で、筋力の低下により動作の俊敏《しゅんびん》性が失われて転倒しやすくなるような身体的問題のみならず、認知機能障害やうつなどの精神・心理的問題、独居《どっきょ》や経済的困窮《こんきゅう》などの社会的問題を含《ふく》む概念」[*4]であるといわれています。

つまり、フレイルとは、加齢に伴って、生活に必要なさまざまな機能が低下し、弱っている状態ということができます。

- **体重減少**
- **疲労感**
- **握力《あくりょく》低下**
- **日常生活活動の減少**
- **身体能力の低下（遅い歩行）**

の5項目中3つ当てはまればフレイルとされます。[*5] フレイルの状態にある高齢者は、日常生活機能障害、施設入所、転倒、入院をきっかけとする健康障害を認めやすく、死亡割合も高いことが知られています。

フレイルは、自立と要介護状態の中間の位置にあり、要介護に移行するリスクがある状態です。それと同時に、自立して暮らせる状態に戻すことができる状態でもあります。いったん要介護状態になってしまうと自立して暮らせる状態に戻すことは、かなり難しくなりますが、早期にフレイルの状態であることに気づいて適切に対応していけば、自分の努力で、回復させていくことができます。

そのため、フレイルは、自立の状態に戻していくのか、要介護状態に移行させていくのかの中間点であり、分岐《ぶんき》点であるといえます。

要支援・要介護状態になっていくのを防ぐためには、加齢変化に対応して生活習慣を改善し、フレイルを予防すること、フレイルの状態に早く気づいて対応していくことが重要です。

健康な人は、なんらかのストレスにさらされても、そのストレスがなくなれば、元の状態に戻していくことができます。例えば、風邪をひいて一時的に寝込んでしまったとしても、回復させていくことができます。しかし、フレイルの状態にある人は、そのストレスがなくなっても（例えば風邪が治っても）、低下した機能が回復せず、完全に元の状態に戻ることができないということが起こります。

ここでは、足の痛みがフレイルにつながった例で考えてみましょう。

次のような段階を経て、要介護の状態に至ることが考えられます。

①足が痛くなり、歩かなくなる
②歩かなくなることで足の筋肉が減る
③歩くことをやめる
④気力がなくなり落ち込む
⑤だんだん歩けなくなり、歩くことを諦《あきら》める

▼フレイルモデル

フレイルとは
老化に伴うさまざまな機能低下（予備能力の低下）により、疾病《しっぺい》発症や身体機能障害に対する脆弱性が増す状態

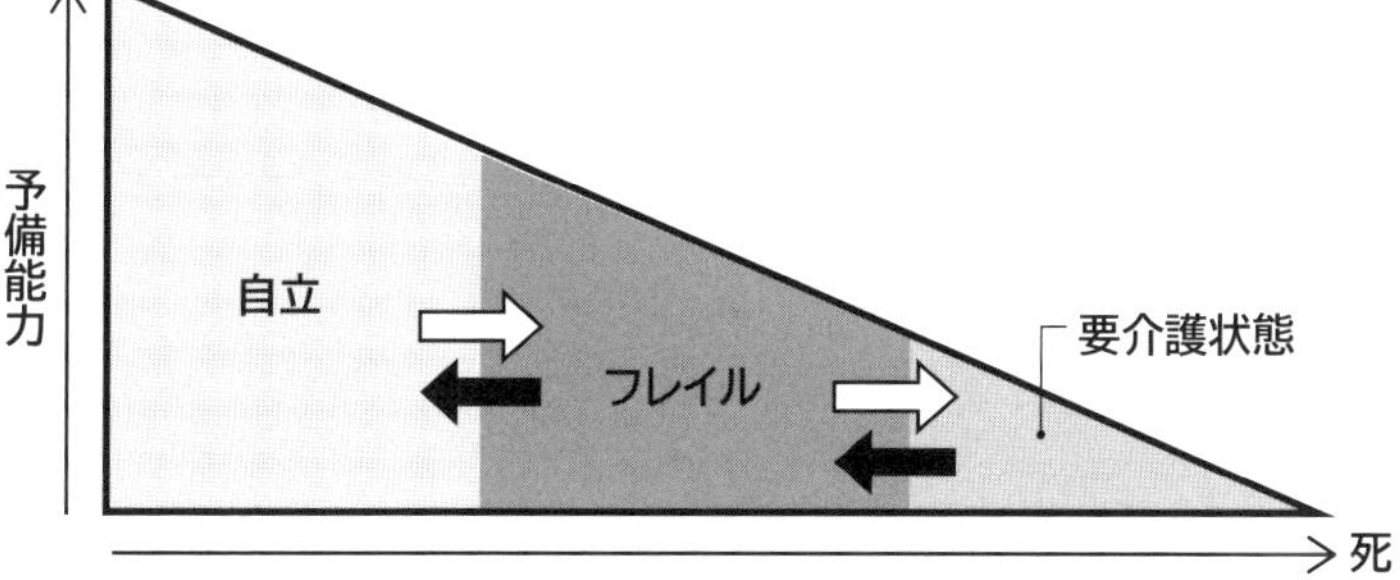

葛谷雅文「老年医学におけるSarcopenia＆Frailtyの重要性」（『日本老年医学会雑誌』46巻第4号収録）をもとに作成

⑥足だけでなく全身の筋肉が減る
⑦人とのつながりが減る（なくなっていく）
⑧食欲がなくなる、食事量が減る（低栄養）
⑨認知機能が低下する
⑩自立した生活が送れなくなる（要介護）

フレイルの原因には、身体的問題のみならず、認知機能障害やうつなどの精神・心理的問題、独居や経済的困窮などの社会的問題も含まれます。

前述の例に示した①から⑩までの内容は、時間の流れに沿って一つの方向に直線的に進むのではなく、身体的側面、精神的側面、社会的側面の3つの側面が相互に関連し合い、フレイルサイクルを形成していきます。それが進んでいくと、自立の段階から、プレフレイル、フレイルの段階を経て、最終的に要介護の状態に至ります。

そのため、身体的側面、精神的側面、社会的側面の3つの側面から状況を捉え、それぞれのケースで異《こと》なるフレイルのリスクとなるものを明らかにして、予防に取り組んでいくことが大切になります。

フレイルに関わる健康問題

フレイルの原因になる健康問題に、「サルコペニア」「ロコモティブシンドローム」「メタボリックシンドローム」があります。これらも、フレイルと同様に、新たに浮かび上がってきた健康問題を説明するために新たに創《つく》られた概念です。フレイルと、サルコペニア、ロコモティブシンド

▼フレイルの原因

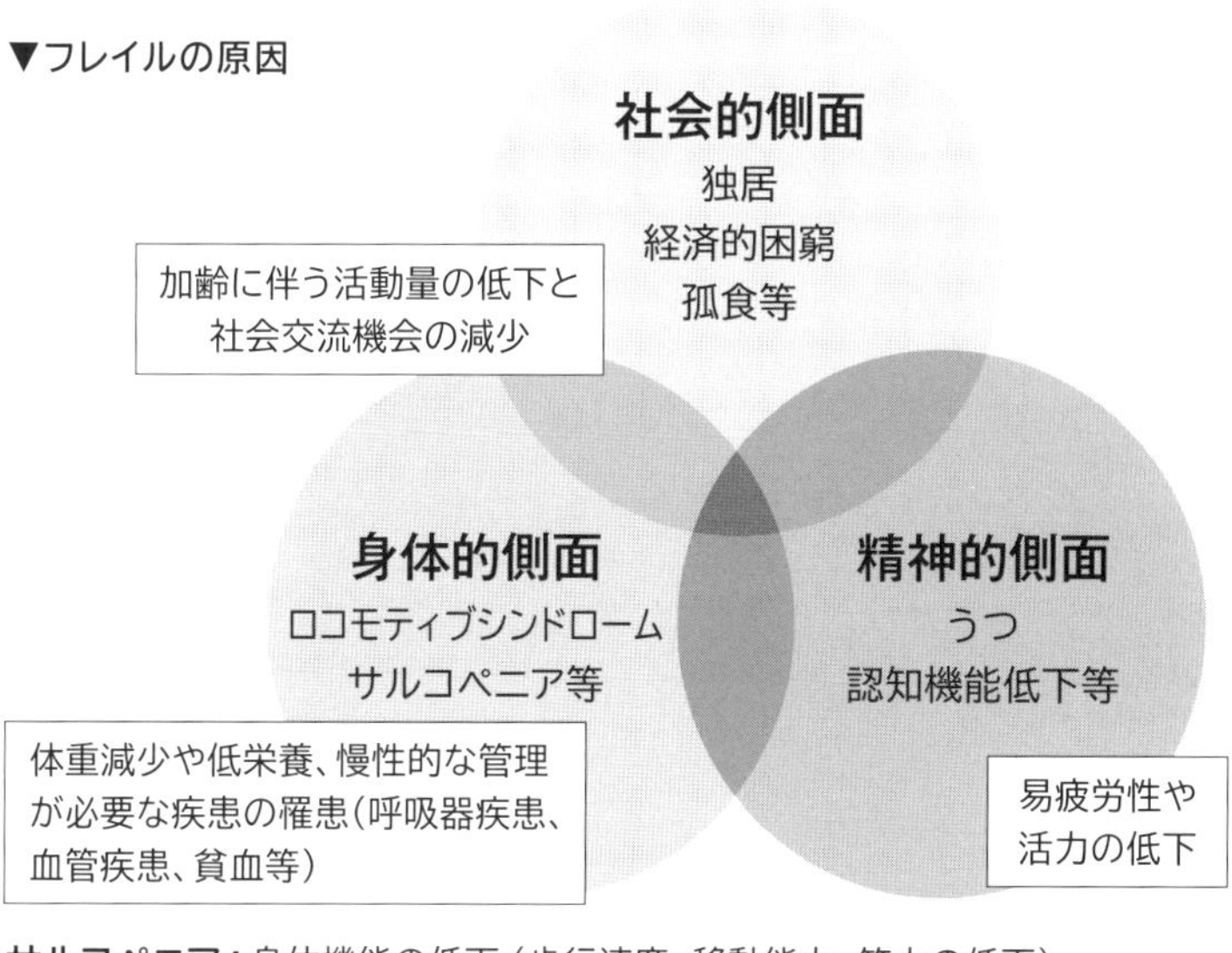

サルコペニア：身体機能の低下（歩行速度、移動能力、筋力の低下）
ロコモティブシンドローム：運動器の障害によって移動機能の低下をきたした状態

公益財団法人長寿科学振興財団「健康長寿ネット」をもとに作成

ローム（略してロコモといいます）は、相互に重なり合うところがある概念です。カタカナの新しい言葉が続きますので、少し難しく感じられるかもしれませんが、これ以降、繰り返し出てくる用語になります。順にみていきましょう。

■サルコペニア

身体的フレイルの原因として、サルコペニアが注目されています。日本では、65歳の5人に1人がサルコペニアといわれています。この言葉は、ギリシャ語の「筋肉」を表す〝サルコ〟と、「喪失《そうしつ》」を表す〝ペニア〟を組み合わせて作られました。

サルコペニアとは、加齢により、骨格筋量が減少することで筋力が低下し、身体機能も衰えてしまう状態のことをいいます。サルコペニアは、フレイルやロコモの重要な構成要素であり、フレイルの中核にあるものと位置づけられています。

一般的に筋肉量は30歳代から年間1〜2％ずつ減少し、80歳ごろまでに約30％の筋肉量が失われていきます。体幹の筋肉を使用する運動量が少なくなると、歩く速度の低下や、握力の低下に至り、筋肉量が減少してしまうという悪循環に陥ります。活動量が落ちることで、転倒・骨折、寝たきりなどにつながり、また活動量の低下から生活習慣病が発症したり、重症化するリスクが高まったり、抑《よく》うつなどの精神・心理的フレイル、社会とのつながりが弱くなる社会的フレイルにつながったりします。

そして、低栄養はサルコペニアのリスク要因になります。低栄養になると、筋肉量が減って身体機能が低下するため、体は重要臓器を守るために血圧を上げて対応しようとします。しかし、それが心臓に大きな負担をかけることになっていきます。心臓を守り大切にするためにも、サルコペニアの予防はとても重要です。

フレイルサイクルを回さないためのサルコペニアへのケアとして、栄養療法と運動療法があります。十分な栄養の摂取や、体力維持・筋力増加のための運動を行うことで、サルコペニアを予防することができます。

■ロコモティブシンドローム

超高齢社会を迎え、多くの人々が人生50年の時代の倍近くの長期間にわたり、運動器を使用し続けるようになりました。運動器とは、骨や筋肉、関節のほか、脊髄《せきずい》や神経が連携し、身体を動かす仕組みのことをいいます。からだを長く使い続けるということは、加齢とともに運動器の障害も増加していくことになります。これは人生100年時代を生きようとする人々の集団としての新しい課題といわれています。

公益社団法人日本整形外科学会は、「運動器の障害によって、移動機能が低下した状態」を表す新しい言葉として、「ロコモティブシンドローム（locomotive syndrome）」を提唱しました。この言葉は、「運動の」を意味する〝ロコモティブ〟と症候群＝〝シンドローム〟を組み合わせて創られた言葉で、〝ロコモ〟とよばれています。ロコモの原因の一つにサルコペニアがあげられます。サルコペニアが進行すると、立ったり歩いたりする機能が低下することから、ロコモに大きく関与しています。そして、日本人の約3分の1がロコモであるといわれています。

健康寿命を支えるのは、自分の足で歩けることであり、行きたいところに自分で行けるのは、生きていくことの土台となります。骨や筋肉、神経といった運動器が衰えることや、関節疾患、転倒・骨折等により、運動器に障害や不調が起こると、歩くことができなくなって健康長寿を脅《おびや》かします。入院して治療が必要となる運動器障害は

50歳以降に多発していることから、多くの人にとって運動器を健康に保つためには運動器の状態に合わせたケアが必要になります。

■メタボリックシンドローム

生活習慣病は、フレイルのリスク要因となるので注意が必要です。

戦後、日本人の生活は大きく変化し、経済的にも発展。食生活の欧米化や、車や電車など移動手段が発達してきたことは、誰もが知るところです。しかし、よくなったはずの生活によって、食べ過ぎや偏《かたよ》った食生活になり、近所でも歩かずに車で移動するなど、からだを動かすことが少なくなって運動不足になり、また、日々の中でさまざまなストレスを抱える生活になりました。このような生活習慣の変化は、がんやメタボリックシンドロームの発症につながりました。

メタボリックシンドロームは、過剰な内臓脂肪蓄積があり、かつ、高血糖、高血圧、脂質異常のうちいずれか2つ以上を併《あわ》せ持った状態のことをいいます。この病気の根底にあるのがインスリン抵抗性（血糖値を下げるインスリンというホルモンが効きにくい状態）です。ここから、高血糖（糖尿病）、脂質代謝異常、高血圧、肥満（脂肪細胞の巨大化）といった病態が同時に発生し、要介護のリスクとなるだけでなく、死を招く要因ともなります。前述のように、日本人の死因に生活習慣病は大きく関わります。そのため、生活習慣病の発症予防と重症化予防は、生活習慣の見直しから始める必要があります。

■糖尿病

糖尿病は、膵臓《すいぞう》から分泌《ぶんぴつ》されるインスリンというホルモンの作用不足によって起こる病気です。生活習慣に関係しているタイプのものと、そうでないタイプのものがありますが、多くの場合、前者のタイプで、2型糖尿病といわれます。この病気は、自覚症状に乏《とぼ》しく、放置されやすいのですが、進行すると血管が傷つき、全身にさまざまな合併症《がっぺいしょう》を引き起こします。心筋梗塞《こうそく》や脳卒中、認知症も合併症の一つと考えられています。そのため、自覚症状がなくても、生涯にわたって糖尿病の治療と自己管理が必要になります。この病気は国民的な病気で、注意が必要です。

厚生労働省が2016年（平成28年）に行った「国民健康・栄養調査」によると、糖尿病が強く疑われる者（糖尿病有病者）、糖尿病の可能性を否定できない者（糖尿病予備軍）はいずれも約１０００万人と推計され、１９９７年（平成9年）の調査開始後、過去最多となりました。日本では、成人の６人に１人が糖尿病あるいはその予備軍となります。男女の割合は男性16・３％、女性９・３％です。年齢が上がるとともに男女ともに増加し、70歳以上の高齢者で糖尿病を持つ人の割合は、男性23・２％、女性は16・８％となっています。[*6]

加齢とともに糖尿病を患《わずら》う人が増えるのは、加齢に伴って血糖値を正常の範囲内に保っていく働き（耐糖能《たいとうのう》）が低下していくためです。糖尿病患者がフレイルの状態になった場合には、死亡率も高くなるため、糖尿病を持つ高齢者のフレイル予防は重要な課題になっています。

糖尿病を持つ高齢者がフレイルになりやすい理由として、高血糖、低血糖、脂質異常、腹部肥満、動脈硬化など、糖尿病に関連して起こるさまざまな合併症や、身体活動量の低下による筋肉量の低下（サルコペニア）、低栄養などが起こりやすい等があげられます。また、糖尿病を持つ高齢者は、認知機能低下やうつにもなりやすいことが知られており、精神・心理的側面からもフレイルをきたしやすいことがわかっています。特に75歳以上の糖尿病を持つ人では、認知機能の低下やフレイル、要介護状態になる人が高い頻度《ひんど》でみられます。

また近年の研究で、糖尿病が認知症と関連があることが明らかになってきました。糖尿病は、高血糖、インスリン抵抗性（インスリンが効きにくい）、血糖変動が大きいこと、重症低血糖、脳血管障害多発、収縮期高血圧、脂質異常症、などを起こしやすい病態を持っています。そのため、糖尿病と認知症との間には、病理・病態学的関連が認められ、糖尿病を持つ人は、それ以外の人に比べてアルツハイマー型認知症（Alzheimer dementia: AD）になる確率は1・5倍前後、血管性認知症（Vascular dementia: VaD）は2・5倍前後と報告されています。[*7] このことから、近年、認知症は糖尿病の合併症の一つと考えられるようになりました。

認知症

認知症とは、一度獲得した認知機能（記憶、思考、見当識《けんとうしき》、理解、計算、言語、判断を含む）が何らかの原因により持続的に低下し、日常生活に支障をきたす状態（およそ6カ月継続）のことをいいます。認知症の病態は単なる老化とは異なり、脳の特定の部位に病的な変化が起こります。

認知症には、変性性認知症と脳血管の障害によって起こる血管性認知症の2種類があり、変性性認知症の代表的なものとして、「アルツハイマー型認知症」「レビー小体型認知症」「前頭側頭型認知症」があります。詳細は、他書に譲《ゆず》りますが、その中でも、アルツハイマー型認知症は、認知症全体の半数を占め、発症の10～20年前から脳の病変は始まっているといわれます。血管性認知症は、脳卒中（脳梗塞や脳内出血）によって起こります。

認知症は、介護が必要となった原因疾患の第1位で、全体の17・6％を占める病気です（61ページ参照）。認知症の主な原因は、加齢に関連した脳の病的な老化などがあります。認知機能低下は、心理・精神的なフレイルの要因になるだけでなく、社会的なフレイルにもつながります。

2012年（平成24年）の調査によると、高齢者の15%にあたる462万人に認知症がみられ、前段階である軽度認知障害（Mild Cognitive Impairment: MCI）と合わせると、すでに800万人以上の認知障害を持つ高齢者が存在すると推定されています。さらに、65歳以上の認知症高齢者数と有病率の将来推計では、2012年、約7人に1人（有病率15・0%）でしたが、2025年には5人に1人、20%が認知症になるといわれています[*8]。

■生活に現れるさまざまな症状

認知機能の低下により出現する症状は中核症状（78ページ参照）といわれ、認知症になると必ず出現します。中核症状に付随《ふずい》して起こる二次的症状は周辺症状（Behavioral and Psychological Symptoms of Dementia: BPSD）といわれ、行動や心理症状として現れます。周辺症状は、生活の体験により起こってくるため、生活の中での関

▼年齢階級別認知症有病率

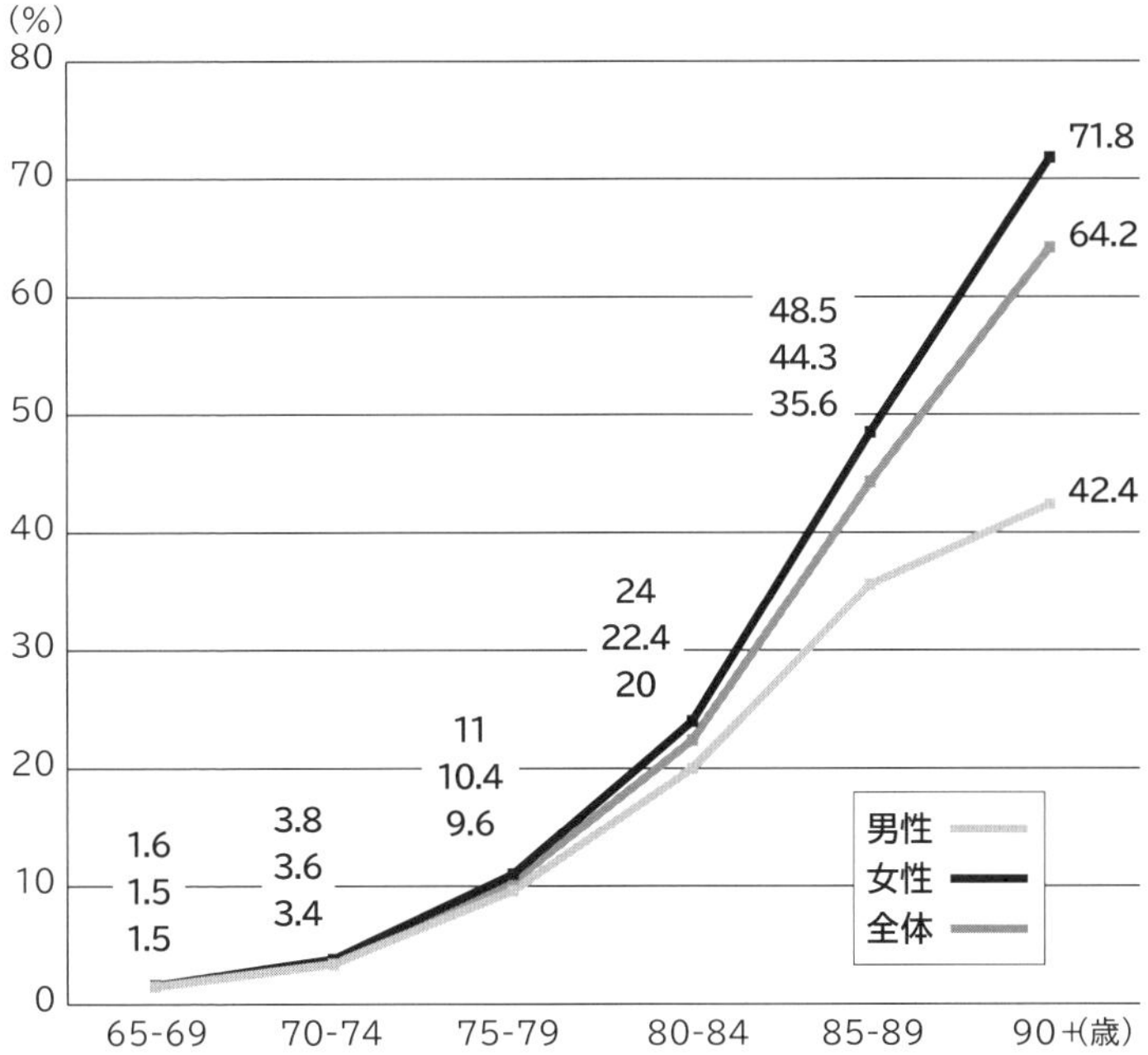

日本医療研究開発機構　認知症研究開発事業「健康長寿社会の実現を目指した大規模認知症コホート研究」(研究代表者：二宮利治九州大学大学院教授)において、開始時に悉皆《しっかい》調査を行った福岡県久山町、石川県中島町、愛媛県中山町の認知症有病率調査結果(解析対象5073人、2018年)。厚生労働省老健局総務課認知症施策推進室「認知症施策の動向について」(2020年)より作成

わりやケアによってよくなっていく可能性があります。

症状の現れ方は、認知症の種類によって異なり、脳血管性認知症では意欲低下などが先に現れますが、アルツハイマー型認知症では、初期から記憶障害（認知症による物忘れ）が現れます。

■年相応の物忘れと病的な物忘れの違い

物忘れをすると、「ひょっとしたら……」と認知症を気にして、心配に思う経験をした方もあるか

▼認知症の症状

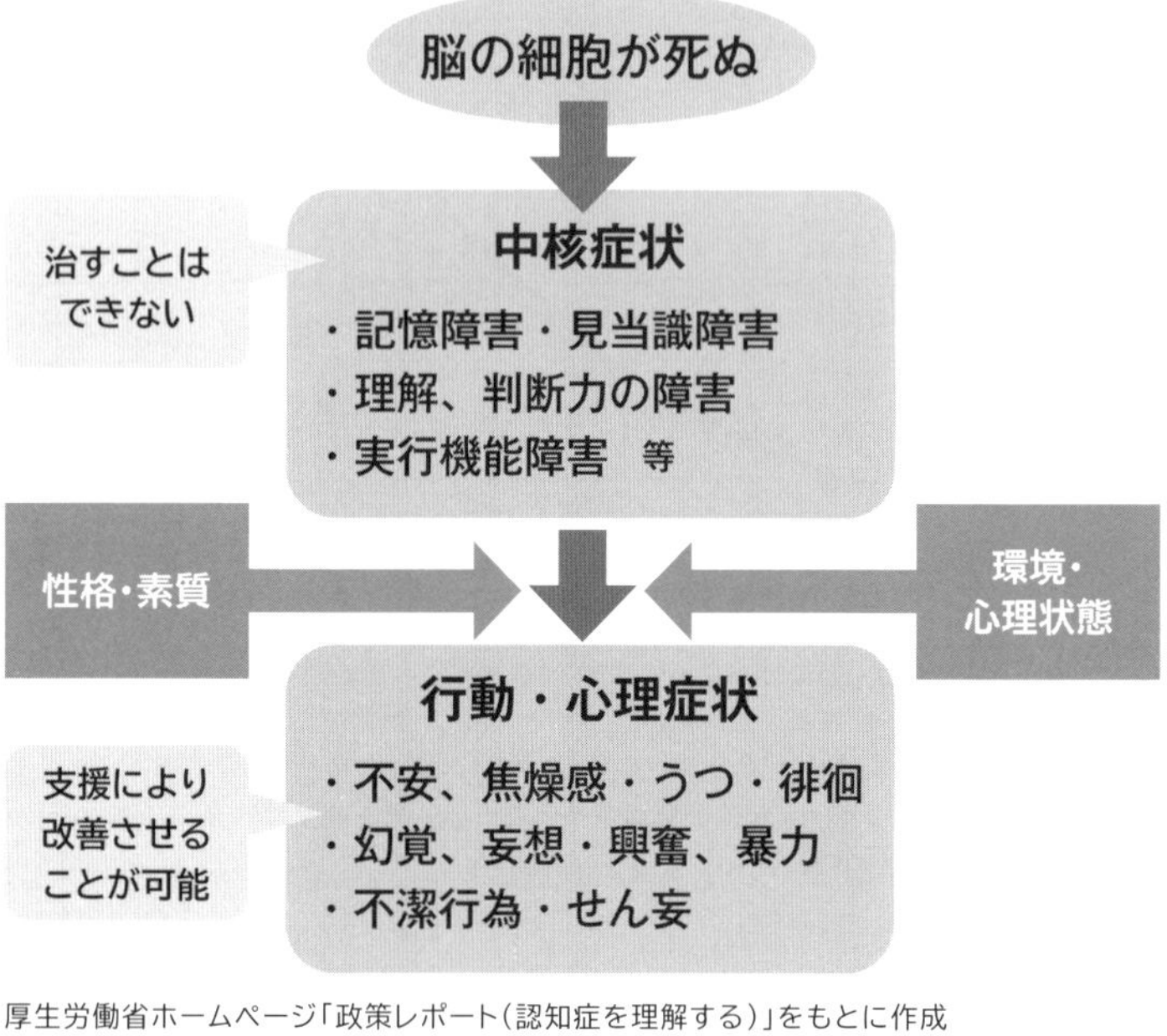

厚生労働省ホームページ「政策レポート（認知症を理解する）」をもとに作成

もしれません。

物忘れは、誰にでも起こりうるものですが、認知症による物忘れは、加齢による年相応の物忘れ（生理的な物忘れ）とは異なります。「加齢による物忘れ」は、忘れるのは体験した「出来事の一部」で、出来事そのもの（エピソード記憶）は憶《おぼ》えていて、きっかけがあると思い出せることが多く、物忘れの自覚があります。

それに対し、「認知症による物忘れ（病的な物忘れ）」では、体験した出来事自体を忘れてしまい、

▼年相応の物忘れと病的な物忘れの違い

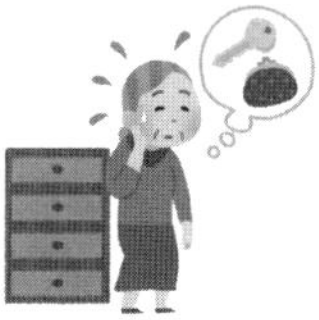

〈年相応の物忘れ〉

- 記憶の一部を思い出せない。部分的にはっきりしない
- ヒントがあれば思い出せる

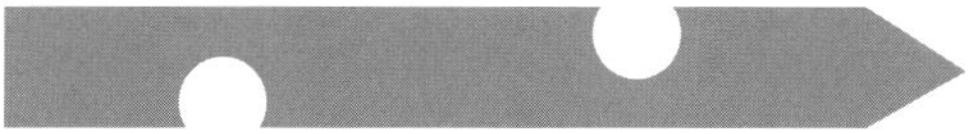

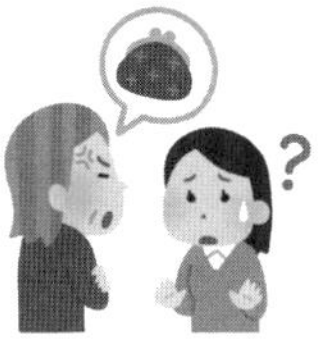

〈病的な物忘れ〉

- 出来事そのものを思い出せない
- 出来事自体がなかったと否定する（自覚がない）

『日本医事新報』No.4074（2002年）をもとに作成

どんなきっかけがあっても忘れた内容を思い出すことができません。そもそも、出来事自体の記憶がないので、物忘れを自覚することができないのです。

記憶障害により体験のつながり（エピソード記憶）がないため、いつも不安な気分になります。昔の記憶（長期記憶）はあるのに、今あったこと（短期記憶）は忘れてしまう。正しい状況がつかめず、間違い行動をして混乱するなど、次第《しだい》に毎日の生活の中で不自由を感じることが多くなっていきます。そして、話の筋《すじ》を憶えられない、思うように字が書けない、伝えたい言葉が出てこない、24時間の感覚が乱れるといったことなどを感じるようになっていきます。現状を瞬時に判断しづらくなり、判断できないため自分で決められない、決めにくくなります。

認知症が進行すると、次第に以前できたことが難しくなってきます。今までその人なりに獲得してきた生活や習慣が、自分でやりにくくなり、できなくなっていきます。それは、次のような変化で気づくことができます。

・几帳面《きちょうめん》で部屋を片づけていた人の部屋が散らかっている

・おしゃれな人が、食べこぼしのシミがついて汚れたままの服を着ている
・これまで作っていた料理をしなくなり、手順が少ない料理（例えば鉄板焼きなど）を作ることが多くなっている。市販の総菜《そうざい》や弁当を購入して食べる機会が増えて、塩分や糖質、脂質が多く、食物繊維《せんい》やビタミン類の摂取が少ない食事となり、体調に変化がみられる
・口渇《こうかつ》といった症状が乏しくなっているため、水分の摂取も不足している

などがあります。

認知症になると、記憶障害や見当識障害（時間と場所がわからなくなる）などにより、状況にうまく対処できないため、不安になりやすいということがあります。自分は病気であるという自覚はあるため、失敗を指摘されることや、叱責《しっせき》されることで落ち込み、辛《つら》い気持ちを体験します。それが不安やストレスとなり、暴言や暴力、徘徊《はいかい》、うつなどの周辺症状につながっていきます。

■認知症のある人を支援する方へ

認知症のある方を介護されている方もいらっしゃるかもしれません。そこでここでは、認知症のある方の理解とケアのポイントをお伝えします。すでに体験から学んで知っておられる方もいらっしゃると思います。言葉でいうのは簡単で知識としてはわかっていても、現実とは違うなと感じる場面もあり、実際には難しいこともたくさんあると思いますが、「知は力」、知っておくだけでも、関わりのヒントになるなど助けになることもあります。

①その人の生活史を理解する

高齢者は、これまでの生活史をからだに、言葉遣《づか》いに、習慣に刻み込んでおり、身につけてきた思慮《しりょ》深さ、寛容《かんよう》、忍耐力、生活の知恵などが、現在の健康状態や生活習慣、価値観に深く影響を及ぼしています。その理解は、行動の意味の理解につながります。日々の関わりの中で、それを観察し理解していくことが大切です。

②いつもと違うことをキャッチする

高齢者は、加齢により、体調の変化や異常などを感じにくいため、自分でわかりにくく、言葉にして伝えにくいということがあります。さらに認知症があると、何らかの自覚症状を感じても、症状の意味がよくわからない、異常を周囲に伝えることができないということも起こります。そのため、高齢者の体調を整えていくためには、その人が患っている高血圧や糖尿病などの疾患の側面とともに、その背後に隠された要因を見逃さないようによく観察することが大切です。いつもと違うことをキャッチできるようにするには、その人のいつもの状態を捉えていくことが大切です。

③本人の意思を尊重する

何かをする時には、本人の意思を尊重することが大切です。無理強《じ》いはしないようにしましょう。

例えば、糖尿病など自己管理が必要な病気を持っていた場合、認知症の状態により、自己管理を行うことが難しくなってくる可能性があります。その一方で、認知症があっても、その人なりの向き合う力があり、納得できる力があると判断できる場合には、その人がわかるように、根気《こんき》強く関わり、繰り返し伝えていくようにすることも大切になります。「認知症があるからできない」「決められない」と決めつけ、その人がやろうとしていることを無意識に否定してしまうことのないようにしましょう。時には一歩立ち止まり、その人の意思を尊重していく方法はないか、考えてみる必要があります。

相手の言葉に耳を傾けてゆっくり対応し、高齢者の状態や意向に合わせて、自己選択し決定できるように、関わりを柔軟に変化させていくことを心がけていきましょう。

④その人がわかるように伝える

聞き取りやすいよう、穏《おだ》やかにはっきりした口調で話すようにしましょう。高齢になると聴力《ちょうりょく》が衰え、聞こえにくくなります。「理解が悪い」のではなく、そもそも聞こえていないこともありますので、はっきりと話すようにしましょう。

また、周囲で複数の人が話しかけると、聞き取りにくくなってしまいます。声をかける時には一人で話しかけるようにし、後ろから声かけはしないように注意しましょう。

突然、後ろから話しかけられると驚《おどろ》き、状況の把握《はあく》ができず、不安になってしまいます。話しかける側が、余裕を持って対応することが大切です。

■認知症のある方の支援――こんな時どうする？

日常の場面で、認知症の方に関わる時、「こんな時どうすればいいのだろう」と考えることがあります。さまざまありますが、ここでは生活習慣に関連した食事と運動、療養上必要となる薬物療法をあげ、述べてみたいと思います。

①食事を食べたことを忘れる・過食する

認知症のある方は、食事の管理が不十分になり、過食になることがあります。食事をしても、記憶障害により食べたことを忘れてしまい、「食事はいつか」「まだ食べてないから用意してほしい」「食べさせないつもりか」などと訴《うった》えることや、空腹感を感じて、夜中に食べ物を探して食べていることもあります。また、我慢できない空腹感のため、周りにあるものを大量に食べたりします。このような時、しばしば対応に困ってしまうのですが、こうすればうまくいくという決定的なものはありません。しかし、その人の生活の背景を踏まえてケースごとに考えていくことで支援していくことができます。

例えば、食事をしたことを忘れてしまうケースでは、食事をした後すぐに食器を片づけず置いておき、本人が食事をしたことを見てわかることができるようにするという方法があります。

「さっき食べたでしょ」と本人の訴えを否定するような態度を取ったり、食べ物を隠したりすると、不安や怒りにつながり、周辺症状を悪化させる可能性があります。そのため、「お腹《なか》が空いて食べたい」ということに共感することも大切です。そのうえで、食事の時に、盛り付けを多くすることや、状況に応じて適時間食ができるようにする、食べる準備を一緒にするなど、その時々に対応していくようにするとよいでしょう。

②食事療法が必要な場合

糖尿病の血糖管理のために食事療法が必要な人であっても、血糖が上がらないように食べることを制限すれば、ストレスになってしまいます。高齢者は消化吸収が低下するため、高血糖を心配するあまり食事を制限してしまうと、低血糖（薬物療法をしている場合）になる可能性もあります。高血糖だけでなく、低血糖も認知症の悪化につながりますので、薄味《うすあじ》で魚や野菜中心にし、ビタミン類も取ることができるような食事にする工夫ができるとよいでしょう。

食事の状態に合わせたインスリン製剤や糖尿病治療薬の選択などが必要になる場合もあります。薬物療法の変更はその人の不安や混乱につながる可能性もあるため、かかりつけ医と相談しながら対応していきましょう。

③自宅に閉じこもっている

認知症になると、道がわからない、場所がわからないなど（見当識障害）により外出が怖くなり、外に出るのを避《さ》けるようになることがあります。中核症状から自宅に閉じこもり、うつ状態になるなど日常生活の活動が低下することもあります。

運動には、認知機能の改善や脳の萎縮《いしゅく》の進行を遅らせるなどのメリットがあります。筋力を維持し、フレイルを予防するという側面からも運動は重要になります。

その反面、身体の状態に合った運動でなければ、身体に負担をかけ、事故や病状の悪化につながる可能性があります。また、特に転倒や骨折などを起こす危険性も出てきます。そのため、運動については、かかりつけ医と相談し、安全を第一に考えるとともに、本人の意思や状態を尊重しつつ、家族や介護者が観察をしながら進めていくようにしましょう。

④内服薬を飲み忘れている？

薬物療法が適切に行えないことがあります。その場合、「本人は薬の管理ができない」と考え、「家族や第三者が薬を預《あず》かり、管理する」というのではなく、まずその人の立場から考えてみましょう。

その人には、その人なりに理由があるのですが、うまく言えない、伝えることができないのかもしれません。薬の飲み忘れと思っていたことが、じつは服薬後の体調の変化などから、薬を拒否《きょひ》しているのかもしれません。

また、薬物療法が適切に行えない理由として、記憶障害により、その行動ができないということも考えられます。記憶障害に関連した薬の飲み忘れや、糖尿病でインスリン注射をしている人が、「打つのを忘れる」「打ったかどうかわからない」ということがあります。このような場合は、見える形のチェック法を取り入れるなど、その人が忘れないように工夫します。

例えば、お薬カレンダーを作成し、内服薬と注射の針をセットにして準備しておくという方法や、針や内服薬のゴミをすぐに捨てず、１００円ショップなどで売っているプラスチックの小さな箱にためておき、１日分をまとめて捨てるようにすることなどがあります。ゴミの内容を見て数を数えれば、内服したかどうか、注射したかどうかを確認することもできます。メモ帳や張り紙も活用できます。

いずれにしても、その人の話を聞き、状態をよく観察して、服薬やインスリン注射を医師の処方どおりに行えない理由を探っていくことが大切です。そのうえで、薬剤の種類や内容、量、タイミングの変更などを、かかりつけ医を交《まじ》えて話し合ってみるようにします。手の動きが悪いために、インスリン注射器の操作がしづらい、といったことが考えられる場合は、補助器具がありますので活用するとよいでしょう。

■困った時の相談先

「もしかしたら」と認知症が気になったら、相談することが大切です。早期に発見して診断し、早期治療につなげることができます。また、ケアをする人のケアも大切になります。本人と家族だけで抱え込もうとしないで、サポートを求めることも大切です。助けを求めていいのです。相談先として次のところがあります。

▽かかりつけ医や日頃接している看護師《かんごし》などの医療従事者

かかりつけ医や日頃接している医療従事者の誰でもいいので、相談をしてみましょう。医師や看護師、薬剤師など、どの職種の方でも結構です。医療従事者が対応し、必要に応じて適切に医療チームにつないでくれるでしょう。

▽医療機関に開設されている「物忘れ外来」「認知症外来」

かかりつけ医以外では、医療機関に開設されている「物忘れ外来」「認知症外来」を受診して相談するという方法があります。

公益社団法人「認知症の人と家族の会」では、全国の「物忘れ外来」「認知症外来」がある医療機関を一覧でまとめています。お近くの医療機関に物忘れ外来があるか、確認する参考にしてみてください。

https://www.alzheimer.or.jp/?page_id=2825

▽住んでいるまちの地域包括センター相談窓口

住んでいるまちの地域包括センターに設置されている相談窓口に連絡するという方法があります。

▽エーザイ「相談e-65」

認知症に関する相談ができる医療機関や地域包括支援センターなどを検索できます。

https://e-65.eisai.jp/

▽**認知症の電話相談**

公益社団法人「認知症の人と家族の会」が認知症の電話相談を行っています。
電話受付（月曜日から金曜日　午前10時から午後3時）0120-294-456
全国47カ所の支部でも電話相談を行っています。ホームページで調べてみてください。

公益社団法人「認知症の人と家族の会」

https://www.alzheimer.or.jp/

■看護外来での体験から

私が病院に勤務していた時のことです。糖尿病看護外来（専門性を高めた看護師が行っている外来）で関わった患者さんのご家族から、「最近、10年以上も行ってきたインスリン注射のやり方がわからなくなっているようだ」と相談を受けたことがあります。その方は、食事前になるとインスリン注射をしようとしているのですが、時間がかかっていました。心配したご家族が声をかけると、「うるさい」「前からやっていてわかっているから口出しするな」と怒鳴《どな》り、戸惑《とまど》っていることをご家族に伝えることができずにいたようです。そこでご家族は、本人の気持ちに配慮しながら、声をかけていきました。ガイドすることで何とかできているのですが、毎日「こんな調子なので心配です」と話されていました。

その後、ご家族の促《うなが》しで、その方が糖尿病看護外来に来られ、看護面談をしました。練習のための注射器で実際に行ってもらうとなかなかできず、「いつもはうまくいっているのに、何でかな」と話されていました。相手が看護師ということもあって、穏やかに話してくださいました。

今までできていたインスリン注射の仕方がわからないということを周囲の人が問題視すると、「これまでインスリン注射を行い糖尿病の自己管理をしてきた」というその人の自尊感情を傷つけることになってしまいます。このような場面での具体的な支援の例としては、やっていることをそばで見守る、一つ一つの手順をカードにして、一つの手順が終わったらカードをめくり、次のカードを見て行うようにするなどがあります。手順を示したカードの活用は、注射を打つという手技を覚える負担感が軽減され、受け入れやすいといえます。ご家族の気づきから、看護師に相談してもらえたことによって、主治医など医療チームと連携してどのように支援していくか考えることができました。

認知機能の低下や記憶障害があったとしても、本人は「何かおかしい」ということはわかるので、本人もとても不安だったと思います。また、その不安なことを周りに伝えるのは勇気がいることだと思います。ですから、「おかしいな」と周りが気づいたら、その人の気持ちを考え、気遣いながら声をかけていくことは大切なことだと思います。私が担当したご家族も、当事者の不安に寄り添い葛藤《かっとう》しながら、精一杯の配慮をして関わっていました。この事例では、最終的には家族のサポートを受けながら、インスリン療法を継続できましたが、そうではないケースもあります。そのような場合、一人で、また家族内だけで抱え込もうとしないで、ぜひ、医療従事者の誰でもいいので相談をしてみてください。そうすると、その医療従事者が、適切に医療チームにつないでくれます。

注

＊1 内閣府「国民生活に関する世論調査」（2022年10月〜11月調査、https://survey.gov-online.go.jp/r04/r04-life/gairyaku.pdf、最終閲覧日：2023年7月7日）

＊2 厚生労働省「健康意識に関する調査」（2014年、https://www.mhlw.go.jp/stf/houdou/0000052548.html、最終閲覧日：2023年7月7日）

＊3 厚生労働省「2019年 国民生活基礎調査の概況」（https://www.mhlw.go.jp/toukei/saikin/hw/k-tyosa/k-tyosa19/index.html、最終閲覧日：2023年8月3日）

＊4 日本老年医学会「フレイルに関する日本老年医学会からのステートメント」（2014年、https://jpn-geriat-soc.or.jp/info/topics/pdf/20140513_01_01.pdf、最終閲覧日：2023年8月3日）

＊5 Linda P.Fried／Catherine M. Tangen／Jeremy Walston, et al「Frailty in olderadults: evidence for a phenotype」（『*The Jornals of Gerontology: Series A*』Vol. 56: M146〜M157、2001年）

＊6 厚生労働省「平成28年『国民健康・栄養調査』の結果」（2017年、https://www.mhlw.go.jp/file/04-Houdouhappyou-10904750-Kenkoukyoku-Gantaisakukenkouzoushinka/kekkagaiyou.7.pdf、最終閲覧日：2023年8月3日）

＊7　羽生春夫／深澤雷太「糖尿病性認知症」（『日本内科学会誌』１０３巻8号、１８３１〜１８３８ページ、２０１４年）

＊8　内閣府「平成29年版高齢社会白書」（https://www8.cao.go.jp/kourei/whitepaper/w-2017/html/gaiyou/s1_2_3.html、最終閲覧日：２０２３年7月7日）

第3章

健康長寿を目指す日々のケア

◇日々のケアを実践するための5つのステップ

第2章では、要介護のリスク要因や死因、それに至《いた》る前の段階であるフレイル、そして、それに関連する「サルコペニア」や「ロコモ」といった概念をみてきました。自分と自分の家族などの大切な人はどうだろうか、と気になった方もいらっしゃると思います。

そこで、みなさんからの問いを想像しながら、5つのステップで日々のケアを考えていきます。順にみていきましょう。

1 自分の生活を振り返り、言葉にしてみる
2 自分の身体状況を確認する
3 自分に合ったケアの方法を考える
4 実際にやってみる
5 評価する

1 自分の生活を振り返り、言葉にしてみる

自分がどのような生活をしている（してきた）のか振り返ってみましょう。からだと生活は密着しており、日頃の生活の仕方（生活習慣）はからだに影響し現れてきます。ですから、からだと生活をつなげて考えてみることは大切なことです。しかし、多くの人は、自分がどのような生活をしているのかあまり意識しないままに毎日を過ごしているのではないでしょうか。ここで立ち止まって、自分の生活を振り返ってみましょう。

みなさんへの質問です。

- あなたは、これまでどのような生活をしてきましたか。今、どのような生活をしていますか。
- 持病や心身の不調のある人は、それとどのように付き合ってきましたか。今、どんな状態ですか。
- これからどんな生活をし、どのように寿命をまっとうしたいですか。

一人で自問自答してもよいですが、誰かと一緒に語り合うとよいでしょう。誰かに理解してもらえるように話そうとすることで、自分の考えが整理され、まとまってきます。自分の生活習慣がどのように形成されてきたか、健康によくないと思える習慣も、自分にとって何らかの意味があることなどがわかってきます。よく歩いたな、よく頑張ってきたな等、こんな生活をしてきたのだなと気づいたり、自分の生活とからだの理解を深めていくことで、「栄養が足りていないかも」「からだを動かすことが少ないかな」「筋肉が弱ってきているかな」等、自分の健康課題が浮かび上がってきます。ぜひ話し合ってみてください。

2 自分の身体状況を確認する

自分がどんな生活をしているのかについて振り返りができたら、自分のからだの状態をみていきましょう。「もしかして……」と気になっているところはありますか。

「ロコモ?」「サルコペニア?」……。「自分はどうかな」と気になった方もいらっしゃると思います。簡単な質問をしながら、確認できるツールを紹介します。フレイルチェックには、東京大学高齢社会総合研究機構が開発した「指輪《ゆびわ》っかテスト」と、11の質問を用いてフレイルの危険度を評価する「イレブンチェック」の2つがあります。これらの対象年齢は65歳以上とされていますが、それ以下の年齢の方にとっても自分の危険度を評価する参考になりますので、ぜひ行ってみてください。（102ページへ）

「もしかしてロコモ?」と骨や関節、筋肉などの運動器の衰《おとろ》えが気になった方は、日本整形外科学会が提供している「ロコチェック」をしてみましょう。（104ページへ）

オーラルフレイル（口腔《こうくう》機能の衰え）が気になっている方には、「オーラルフレイル セルフチェックリスト」をしてみましょう。このチェックリストは、8つの項目を用いて、お口の機能が衰えているサインがあるかどうかを評価します。（106ページへ）

「食べる」「動く（からだを動かす）」「生活（こころ、人とつながる）」等、身体側面、精神的側面、社会的側面の自分の弱っているところ、衰えているところに早く気づくことができれば、早く対処できます。自分が気になっているところから始めてください。

❶指輪っかテスト
（サルコペニアのチェック）

指輪っかテストで、サルコペニア（加齢によって日常生活に支障をきたすほどの筋肉量の減少）の危険度を知ることができます。手順を図で示しましたので、参考にしてください。

指輪っかテストは、椅子《いす》に座《すわ》って行います。

①親指と人差し指で輪っかを作ります。
②利《き》き足ではないほうのふくらはぎの一番太い部分を力を入れずに軽く囲んでみましょう。

▼指輪っかテスト

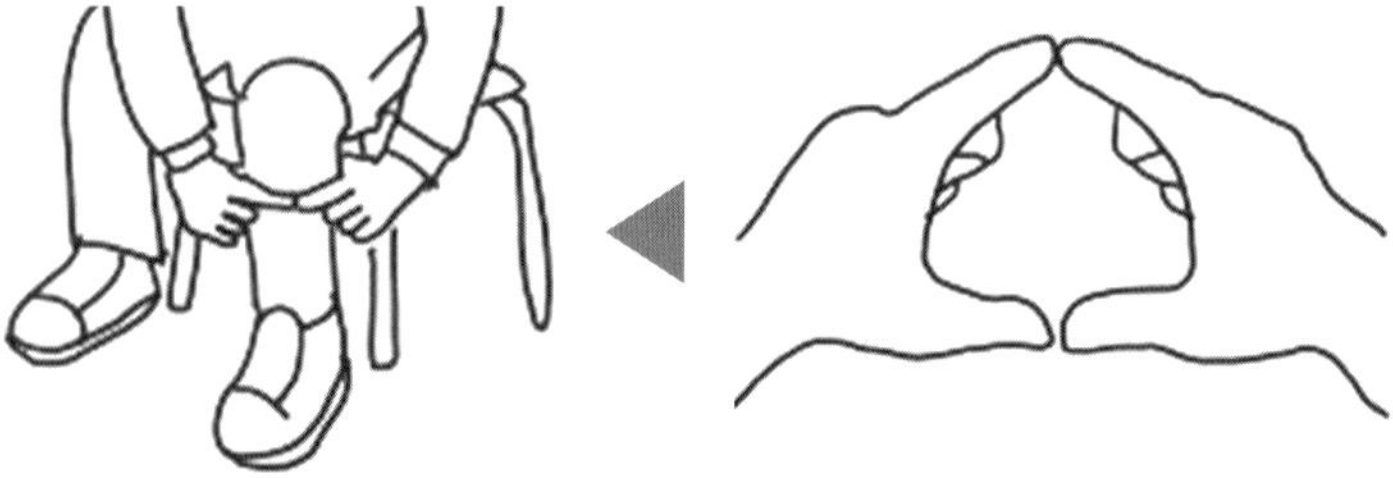

親指と人差し指で輪っかを作る

利き足ではないほうのふくらはぎの一番太い部分を力を入れずに軽く囲んでみましょう

利き足は、歩きはじめる時の「最初の一歩」で知ることができます。右足の人は右、左足の人は左が利き足と考えてください。

③どの状態ですか。

□つまめない

□ちょうどつまめる

□足と指の間に隙間《すきま》ができる

つまめない人はサルコペニアの危険度が低く、足と指の間に隙間ができる人はサルコペニアの危険度が高いと評価します。

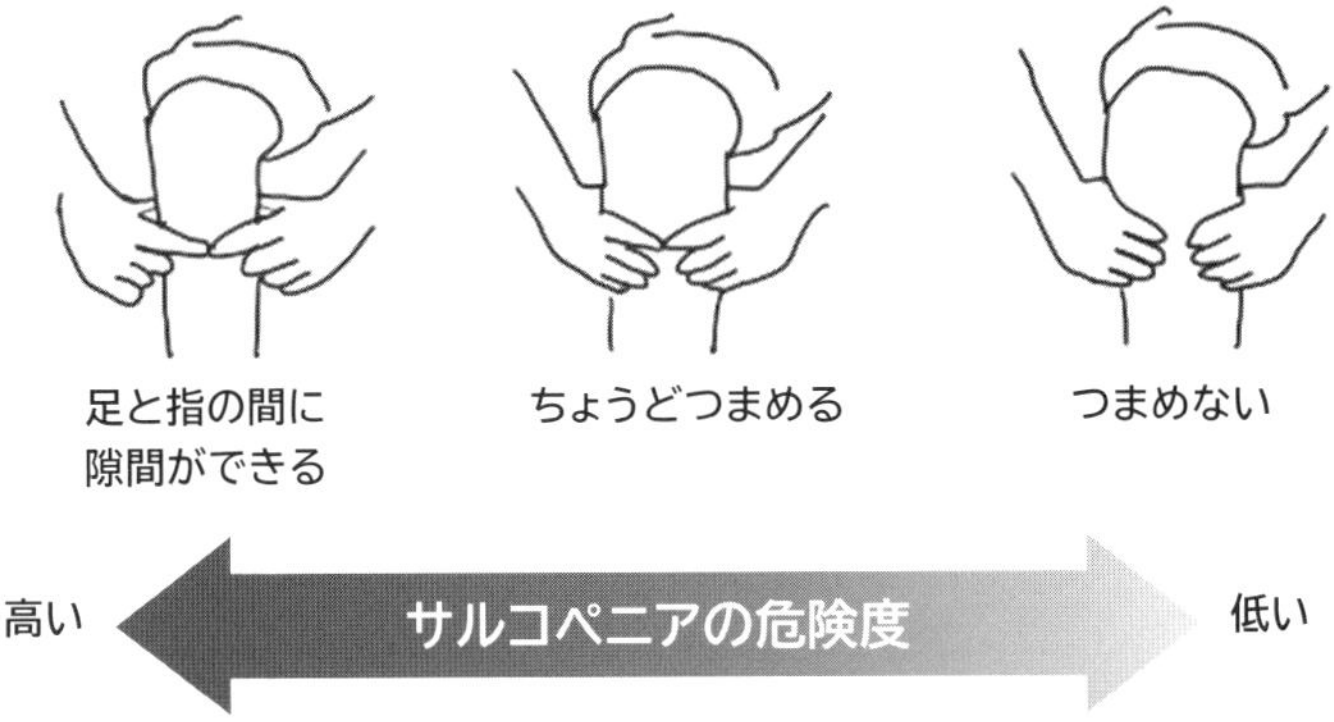

Tanaka T, Takahashi K, Akishita M, Tsuji T, Iijima K. “Yubi-wakka”(finger-ring) test: A practical self-screening method for sarcopenia, and a predictor of disability and mortality among Japanese community-dwelling older adults, Geriatr Gerontol Int. 2017をもとに作成

❷イレブンチェック（食習慣やサルコペニアのチェック）

イレブンチェックは、11の質問に「はい」「いいえ」で回答することでフレイルの危険度を評価します。「栄養」「口腔」「運動」「社会性・こころ」の4つの側面から食習慣やサルコペニアの危険性をみるための11の質問がされます。

回答には○と□があります。当てはまるものにチェックを入れ、○と□の回答を数えてください。

※4、8、11の問いへの回答が、他と逆（○いいえ・□はい）になっていますので注意してください。

❸ロコチェック（ロコモティブシンドロームのチェック）

次の7つの文を読んで、自分に当てはまるかどうか、確かめてみましょう。

□ **片足立ちで靴下がはけない**

□ **家の中でつまずいたりすべったりする**

▼イレブンチェック

【食習慣2問】

1. ほぼ同じ年齢の同性と比較して健康に気を付けた食事を心がけていますか (○はい・□いいえ)

2. 野菜料理と主菜(お肉またはお魚)を両方とも毎日2回以上は食べていますか (○はい・□いいえ)

【その他9問】

3. 「さきいか」、「たくあん」くらいの固さの食品を普通に噛《か》み切れますか (○はい・□いいえ)

4. お茶や汁物でむせることがありますか※ (○いいえ・□はい)

5. 1回30分以上の汗をかく運動を週2日以上、1年以上実施していますか (○はい・□いいえ)

6. 日常生活において歩行または同等の身体活動を1日1時間以上実施していますか (○はい・□いいえ)

7. ほぼ同じ年齢の同性と比較して歩く速度が速いと思いますか (○はい・□いいえ)

8. 昨年と比べて外出の回数が減っていますか※ (○いいえ・□はい)

9. 1日に1回以上は、誰かと一緒に食事をしますか (○はい・□いいえ)

10. 自分が活気に溢《あふ》れていると思いますか (○はい・□いいえ)

11. 何よりもまず、物忘れが気になりますか※ (○いいえ・□はい)

※食習慣(2問)「○」の選択肢が当てはまらなかった方は、食習慣の意識が足りていない可能性があります。
※その他(9問)「○」の選択肢が5つ以下だった方は、筋肉が弱まっていたり、健康に心配なところがある可能性があります。

□ 階段を上がるのに手すりが必要である
□ 家のやや重い仕事が困難である（掃除機の使用、布団の上げ下ろしなど）
□ 2kg程度の買い物をして持ち帰るのが困難である（1リットルの牛乳パック2個程度）
□ 15分くらい続けて歩くことができない
□ 横断歩道を青信号で渡りきれない

当てはまるものはいくつありますか。7つの項目の中に、1つでも当てはまるものがあれば、ロコモの心配があります。

❹オーラルフレイル（口腔機能の衰え）セルフチェックリスト

オーラルフレイル（口腔機能の衰え）が気になっている方は、「オーラルフレイル セルフチェックリスト」[*1]をしてみましょう。

次の8つの文を読んで、「はい」か「いいえ」で答えてみましょう。

□ 半年前と比べて、堅《かた》い物が食べにくくなった（「はい」で2点）
□ お茶や汁物でむせることがある（「はい」で2点）
□ 義歯を入れている（「はい」で2点）
□ 口の乾《かわ》きが気になる（「はい」で1点）
□ 半年前と比べて、外出が少なくなった（「はい」で1点）
□ さきイカ・たくあんくらいの堅さの食べ物を噛《か》むことができる（「いいえ」で1点）
□ 1日に2回以上、歯を磨く（「いいえ」で1点）
□ 1年に1回以上、歯医者に行く（「いいえ」で1点）

各文で選んだ答えの合計点を計算します。オーラルフレイルのリスクは合計点により次のように評価します。

０～２点：オーラルフレイルの危険性は低い
３点　　：オーラルフレイルの危険性がある
４点以上：オーラルフレイルの危険性が高い

3 自分に合ったケアの方法を考える

■からだを動かすケア

からだのためにできることとしてまず頭に浮かぶのは、適度にからだを動かす（身体活動を行う）ことではないでしょうか。

からだを動かすことには、大きく分けて、体力の維持《いじ》・向上を目的として行われる「運動」と、労働、家事、通勤・通学、趣味などの「生活活動」があります。この2つを合わせて、「身体活動」（安静にしている状態よりもエネルギーをたくさん消費する活動）といいます。

近年、国内外で身体活動全体に着目することの重要性が高まっていることから、厚生労働省が発表している文書においても、「健康づくりのための運動基準2006」から「健康づくりのための身体活動基準2013」へと、用いられる言葉が「運動基準」から「身体活動基準」に変更になっています。

▼からだを動かすことの効果

日常の生活習慣として適度にからだを動かすことは、健康にとってよい効果をもたらすことはよく知られています。

従来、からだを動かすことの効果として、気分転換やストレス解消、糖尿病などの生活習慣病の予防、高齢者のロコモや認知症の予防、腰痛《ようつう》や膝《ひざ》の痛みの改善等がわかっています。さらに、からだを動かすことを習慣化することで、全身持久力《じきゅうりょく》や体力の向上につながり、フレイルの予防や、認知症等の病気に対するリスクを低減するという予防的ケアとしての効果が知られています。

しかし、からだを動かすことは、からだによい影響をもたらす一方で、方法を間違えると、怪我《けが》や病状の悪化、突然死といった事態を引き起こす可能性があります。からだを動かす、特に「運動」においては諸刃《もろは》の剣《つるぎ》という側面もあるため、注意が必要です。

人それぞれ、持病の有無や体調、加齢や生活状況等が異《こと》なるため、配慮すべき点も違ってきます。そのため、ロコモやフレイルの可能性がある場合や、糖尿病・認知症等の持病がある場合は、かかりつけ医に相談し、メディカルチェックと運動についての指導を受けてから、運動の計画を立てるようにしましょう。

すべての対応策にいえることですが、できることから始め、自分に合った方法を見つけ、続けられるように、無理のない計画を立てていくことが大切です。

では、何からはじめるか、です。厚生労働省の「アクティブガイド——健康づくりのための身体活動指針」（2013年）では、「健康のための一歩を踏み出そう！」「ココカラ＋10《プラス・テン》」と、今の生活を振り返り、「今よりも10分多くからだを動かす」ことを推奨《すいしょう》しています。

健康のためにからだを動かすこととして、まず思い浮かぶのは「歩く」ことではないでしょうか。歩くことは、何か特別な服装や器具・道具が必要なく、費用もかからないので、容易《ようい》にはじめることができます。

自分が、いつ、どこで、どれだけ歩いているのか、歩いた時間、歩数はわかりますか？　また、歩き方や歩幅はわかりますか？　自分の1日を振り返り、どのように過ごしているのかを思い出してみましょう。「歩く」には、日常生活の中で家事や移動での動作も含めて考えます。

万歩計で自分がどれくらい歩いているのか、歩数を測《はか》ってみるのも一つの方法です。最近ではスマートフォンで使える万歩計のアプリもあります。

歩幅はどれくらいか、だいたい何センチくらいか、歩く時に意識してみましょう。自分の歩き方を把握《はあく》することはとても大切なことです。

普段の自分の歩き方を知っていますか？　歩くスピードはどうですか？　姿勢はどうですか？　自分がどんなふうに歩いているのかを知る方法として、鏡《かがみ》などに映《うつ》った自分を見る、または家族に動画を撮《と》ってもらい確認するということがあります。実際に見ると、自分が思っているのと違うことに気づくかもしれません。

正しい歩き方のポイントとして、以下のようなものがあります。

・歩幅を広く取り、早足で歩く
・膝を伸ばしてかかとで着地する
・着地は、かかとからつま先へ行う

・背筋を伸ばしてきれいな姿勢を意識する

▼今よりも歩くため、自分に合った方法で無理のない目標を立てる

今、自分がどのように歩いているのかを知る（時間・歩数・歩幅・歩き方等）ことができたら、安全に配慮《はいりょ》しながら、無理のない続けやすい方法で、からだを動かす計画を立てていきましょう。自分が取り組みやすいところから、今よりも少し改善したり増やしたりできないか考えてみます。

例えば、今よりも歩数を増やす、少しきついと感じるくらいの速さで歩く、歩幅を少し広げるように意識して歩く、歩き方を見直すということがあります。散歩（ウォーキング）時間を10分増やす、家の中で小まめに動くようにして歩数を増やすということも、一つの方法です。持久力や筋力を高め、サルコペニアや糖尿病の予防に効果的な運動にするためには、一定以上の強度、つまり、ややきついと感じるくらいの速さで歩くことが必要です。息が上がらず話ができる程度であるかどうかが目安になりますので、一人で行うよりも、友人など誰かと一緒に行うとよいでしょう。

▼筋力トレーニング（筋トレ）とスロートレーニング（スロトレ）

歩くことは、筋肉、骨、関節が連携して動くという全身が関わる複雑な動作です。加齢により筋肉が減っていくのを食い止め維持するためには、筋肉に負荷をかけたトレーニング（筋トレ）や、低い負荷で一般的な筋トレと同じ効果を期待できるスロートレーニング（スロトレ）が推奨されています。

筋トレに効果があるのは、かけられた負荷に耐えられるように筋肉細胞が変化していくためです。そのため、筋肉に負荷をかける必要があります。負荷がかからない運動では効果が期待できません。しかし、筋肉をゆっくり長く動かすと、筋トレよりも低い負荷にもかかわらず、筋トレと同様の効果が期待できるということがわかってきました。そのため、初心者や高齢者、持病のある人にスロトレが薦《すす》められています。

筋トレには、ダンベルやバーベルなどを用いた方法があります。スロトレには、日本整形外科学会が推奨しているロコモーショントレーニング（ロコトレ）として「片足立ち」と「スクワット」があります。ロコトレを正しく安全に行えるよう、日本整形外科学会は、ロコモティブシンドローム予防啓発公式サイトでガイドムービーやダウンロード可能な資料を公開しています。正しい方法で安全に行うための参考になりますので、ぜひ参照してみてください。

日本整形外科学会ホームページ「ロコトレ」
https://locomo-joa.jp/check/locotre/

■足のトラブルがある場合

健康のために「歩きたい」「もっと動きたい」と思っても、関節疾患《しっかん》や足のトラブルが原因で「足が痛くて歩けない」という方がいるかもしれません。

「あし」という言葉には、「足（足首からつま先まで）」と「脚（骨盤《こつばん》から足首まで）」があり、使い分けられることがあります。本稿では、この2つの意味を意識しながら説明していきます。

▼足のトラブルとケア

ここで、自分の足を見てみましょう。

手鏡がある人は、それを使って角度を変えながら足を見てください。

足の形はどうですか？ 変形や傷はありませんか？

乾燥《かんそう》や水虫、タコや魚の目はありますか？

爪はどうでしょうか？ 伸びていたり分厚くなっていたりしませんか？

足先の色が赤くなっていたり、紫色に見え、触ってみると冷たくなっていたりしませんか？

足の感覚はどうですか？ 感じにくいと思うところはありませんか？

よくある足のトラブルとして、外反母趾《がいはんぼし》などの足の変形があります。足の変形があると、歩く時にその部分が靴《くつ》に当たって赤くなっていることや、足趾《そくし》の第3趾《し》（中指）の下のところが固くなってタコになっていることがあります。足が乾燥していて踵《かかと》が切れて痛い、また、足を曲げることができないため爪が切れずに伸びていたり、爪が分厚くなって切れなかったりといったことがあります。足先の色が赤くなっていたり、紫色に見え、触ってみると冷たくなっていたりすると、足の血の巡《めぐ》りが悪い可能性があります。

このような足のトラブルがあると、靴を履《は》けない、歩くと痛いといったことが起こります。持病に糖尿病がある場合は、足の感覚が鈍《にぶ》くなったりする（糖尿病性神経障害）ため悪化に気づきにくく、足のトラブルをきっかけに壊疽《えそ》（皮下組織や筋肉が壊死した状態）や足の切断につながることがあるため注意が必要です。

足のトラブルが原因で、次第《しだい》に歩くことが辛《つら》くなり歩くことを諦《あきら》めてしまい、それがフレイル、そして要介護へとつながっていきます。健康寿命を延伸し、生涯自分の足で歩くことができるようにするために、足のケアは不可欠です。

▼足のケアの方法

基本的な足のケアには以下のようなものがあります。

・毎日足全体を見て、傷や乾燥などはないか確認する
・爪は伸びていたら深爪《ふかづめ》にならないように切る。爪の切り方は指の高さに合わせて四角に切る（巻き爪になるため、丸く切らない）
・足を洗い、清潔を保つ
・足が乾燥していたら、保湿クリームを塗《ぬ》る
・自分の足にあった靴を履く（これはとても大切です）
・自分のからだに合った歩き方をして足に負担をかけないようにする　等

しかし、足のトラブルがある場合、「できることならケアしたいが、どのようにしたらいいのかわからない」といったことや、変形性関節症などにより「自分でケアをしたいが、自分だけではできない」ということもあります。その場合は、かかりつけ医などの医療従事者に相談し、足のケアをしてもらえる皮膚《ひふ》科や看護師につないでもらいましょう。

分厚い爪や足の裏にできたタコなどの処置を自分で行うことは危険です。特に、糖尿病がある場合は、自己流で行ったことが原因で、壊疽になり、足の切断につながることもあります。糖尿病を持つ人の足のケアに詳しい医師や看護師などに診《み》てもらい、自分でできるケアや周りの支援者にお願いするケアの指導を受けてから始めましょう。

▼運動器（脚）の病気への対処

よくある運動器の病気として、変形性股関節《こかんせつ》症、変形性膝関節《しつかんせつ》症や、骨粗鬆《こつそしょう》症等があります。社会の高齢化に伴《ともな》って、患者数は年々、増加しています。

変形性股関節症は、中高年の女性を中心（女性が約9割）に300万〜500万人の患者がいるといわれています。主な原因は、子どもの時の病気や発育障害の後遺症（寛《かん》骨臼《こつきゅう》形成不全）が80％で、加齢や運動不足も関係している病気です。股関節は腰《こし》と両足をつなぐ大きな関節ですが、その股関節の軟骨《なんこつ》がすり減り、痛みが生じます。悪化すると、歩いたり、くしゃみをしたりするだけでも痛みが出ます。痛みで爪切りができなかったり、靴下が履けなくなったりと、生活の質に影響が出てきます。この病気は、進行性の病気であり、人工股関節など手術が必要になってくることもあります。そのため、股関節に痛みや違和感があればまず受診をして、早い時期から関節を守る対策を取ることが大切です。

起立や歩行を支えるための筋力アップを目的に、運動療法を行っていくことが推奨されますが、立つ、歩く、走るといった活動では、股関節に大きな負荷がかかるため注意が必要です。股関節には、片足立ちで体重の約３倍、歩行時には約５倍、走ると約５～７倍の負荷がかかるといわれます。つまり、体重50kgの人では、片足立ちで約１５０kg、歩行時には約２５０kg、走行時には２５０～３５０kgの負荷が股関節にかかります。このように股関節に負担がかかる状況は、一歩間違えば変形性股関節症の進行につながる可能性があります。

そして、もう一つのよくある関節疾患は変形性膝関節症です。膝関節が痛むため、関節リウマチと間違われることがあります。厚生労働省によると、自覚症状を有する変形性膝関節症患者は約１０００万人、自覚症状がない、レントゲン画像上の変化のみがみられる患者数（潜在的な患者数）が約３０００万人といわれ、50歳以上の男女比（患者割合）では、女性のほうが男性よりも1・5～2倍多いといわれています。

変形性膝関節症も変形性股関節症と同様に、負担がかかると病状の悪化につながります。そのため、変形性股関節症、変形性膝関節症では、股関節や膝関節に負担の少ない歩き方を身につけることが大切です。

▼股関節や膝関節に負担の少ない歩き方

歩く時には、股関節に大きな負荷がかかります。そのため、変形性股関節症がある場合には、一般的に効果的な歩き方とされる、歩幅を広く取り、膝を伸ばしてかかとで着地し、早足で歩くという方法は、適切ではありません。股関節に負荷をかけない歩き方は、歩幅は、膝が軽く曲がる程度にし、できるだけゆっくり、疲れないペースで歩くようにします。長時間歩くことも、股関節への負担を増加させます。そのため、10～15分ほど歩いたら一度休憩《きゅうけい》を取るようにします。また、一般的には、「短い距離なら車は使わずに歩く」ことは望ましいことですが、痛みがある時は無理はしないで、短い距離でもできるだけ車で移動することも必要です。

▼転倒や骨折のリスク

骨粗鬆症は、長年の生活習慣に基《もと》づく多元的な要因によって、骨の量（骨量）が減って骨が弱くなり、骨折しやすくなる病気です。我が国の骨粗鬆症の患者数は1300万人以上で、高齢期においては女性に多くみられることがわかっています。歩く際に、つまずいたり転倒したりすると、骨折に至る可能性があるため注意が必要です。

骨粗鬆症を調べるには、骨密度を測定するという方法があります。自分の状態が気になる人は、検査を受けてみるのもよいでしょう。骨粗鬆症の初期は無症状ですが、進行すると身長が低くなる、腰背部《ようはい》に痛みを感じるといった症状が現れます。さらに進行すると骨折しやすくなり、打撲《だぼく》や転倒で骨折し、寝たきりになる危険性が高まります。骨粗鬆症の初期では、運動によって改善が期待できるといわれていますが、この病気そのものを予防するためには、適切な栄養摂取と適度な運動に取り組んでいくことが大切です。

▼脚の状況に合わせたケア

歩くことはよいことですが、つまずいて転倒するリスクが伴うため注意が必要です。消費者庁によると、転倒事故の約半数が住み慣れた自宅で発生しています。転倒事故の発生場所として、①浴室・脱衣所、②庭・駐車場、③ベッド・布団、④玄関・勝手口、⑤階段があります。転倒事故の状況として、①滑《すべ》る、②つまずく、③ぐらつく、④ベッド等から移動時に、⑤引っ掛かるがあります。*2 転倒を起こしやすい状況を意識しながら生活することと、転倒予防のためのからだづくりが課題になります。具体的な運動としては、「足趾でのじゃんけん」「水中歩行」「エアロバイク」などが推奨されています。また、股関節や膝関節に負荷をかけないように、場合によっては歩行時に杖《つえ》を使うことや体重をコントロールすることも重要になります。

■食べるというケア

時々、次のような話を聞くことがあります。

「高齢者は若い時よりも代謝《たいしゃ》が落ちるのだから、食事は少なくてもいい」「粗食《そしょく》はからだにいい」「肥満の予防や改善のために粗食にする」

高齢者にとって粗食はからだにいいのでしょうか。確かに、高齢になると代謝が低下します。そのため、肥満がある場合には体脂肪を減らすために食事量を減らすことが必要という考えもあるでしょう。しかしながら、サルコペニア（筋肉の減少）、フレイルを予防するためには、立ち止まって考えてみる必要があります。必要な栄養素が不足し、たんぱく質などの必要量が不足する可能性があるからです。

▼中高年者と高齢者では、食事について配慮すべき内容が変わる

肥満の人と痩《や》せている人と、どちらが要介護になる確率が高いと思いますか。

答えは、痩せている人のほうが肥満の人よりも「要介護」になる確率が高いのです。これは、摂取エネルギーやたんぱく質等の栄養素の不足が、筋肉量や骨量の減少につながり、老化を促進するためです。

加齢が進むと、食欲が低下したり、食べたものが吸収しにくくなるため、必要な栄養素が不足すると筋肉の衰えが加速します。低栄養は、認知機能の低下や血管の老化、

寝たきりになるリスクを高くし、免疫力《めんえきりょく》の低下等を招きます。

中高年時に栄養過多となり、肥満などの生活習慣病予防のために「粗食にする」ことを勧《すす》められた経験がある人もいらっしゃるかもしれませんが、摂取エネルギーが少ない、栄養素が足りないという状況は、筋肉や骨量が減少して老化を促進させることになります。痩せてはいるけれども、老化を促進させているという状況にもなってきます。食べることは、自分を大切にすることであり、自分自身をケアすることでもあります。

中高年以前の「体脂肪を減らす」から、「骨量・筋肉量を増やす」へと、考え方を変えていくことが必要で、中高年者と高齢者では、食事について配慮すべき内容が変わることをここで確認しておきたいと思います。

▼どのような食事がよいか

では、サルコペニアやフレイルを予防するためには、どのようなことに気をつけたらいいでしょうか。

低栄養には、摂取エネルギーが不足する場合と、必要な栄養素の摂取が不足する場合があります。本書では、すべての栄養素を取り上げて解説することはできませんが、サルコペニアやフレイル予防で特に重要となるたんぱく質の摂取を取り上げたいと思います。

まず、自分に必要な摂取エネルギーと、たんぱく質の目標量を確認しましょう。厚生労働省が発表した「日本人の食事摂取基準（２０２０年版）」策定検討会報告書（１２７ページの表）には、性別、３つの身体活動レベルに応じた推定エネルギー必要量やたんぱく質の目標量が記載されています。これは、摂取したいエネルギーとたんぱく質の量を知る目安になります（ただし、生活習慣病などの病気で食事療法を行う必要がある場合は、この限りではありません。かかりつけ医や管理栄養士などの指導を受けてください）。例えば、75歳以上の身体活動レベルⅠ（静的な活動中心）の男性の推定エネルギー必要量は、１８００kcal／日、女性は、１４００kcal／日、男性のたんぱく質目標量は、68～90（g／日）、女性は53～70（g／日）となります。

必要なたんぱく質を簡単に取りやすいものとして、スキムミルクやきな粉（長期保存が可能）、卵、牛乳、乳製品、豆乳、納豆などがあります。もちろん、肉や魚も主なたんぱく源となります。最近では、必要なたんぱく質を取ることができるように、さまざまな商品が開発され、スーパーやコンビニで販売されています。必要なたんぱく質を取ろうとすると脂質が増えてしまうのではないかと、体重増加（肥満）を気にする人にとっては心配なところです。健康への関心の高まりを受け、サラダチキンなど低脂肪高たんぱくの商品、低糖質でたんぱく質のほか必要な栄養素も取ることができるパン、栄養補助食品、効率的にたんぱく質を取るために開発されたプロテインなどの商品も出てきました。冷凍技術や長期保存技術が進歩し、バラエティーのある冷凍食品なども販売されるようになり、食品の選択の幅も広がり、以前よりも簡単に取りやすくなりました。高血圧や心不全などの生活習慣病の予防を踏まえ、塩分6g／日未満に配慮されている商品もあります。

近年では、商品に含まれるエネルギーや栄養素が記載されるようになり、確認できるようになりました。それを参考に、必要エネルギーや、必要なたんぱく質を取ることができているかを確かめることを習慣にしていくとよいでしょう。

糖尿病を持つ人は、適正エネルギーと栄養バランスのよい食事を1日3回規則正しく

▼推定エネルギー必要量（kcal/日）

性別	男性			女性		
身体活動レベル	Ⅰ（低い）	Ⅱ（普通）	Ⅲ（高い）	Ⅰ（低い）	Ⅱ（普通）	Ⅲ（高い）
18～29歳	2300	2650	3050	1700	2000	2300
30～49歳	2300	2700	3050	1750	2050	2350
50～64歳	2200	2600	2950	1650	1950	2250
65～74歳	2050	2400	2750	1550	1850	2100
75歳以上	1800	2100	―	1400	1650	―

身体活動レベルⅠは自宅にいてほとんど外出しない者、レベルⅡは自立している者に相当。

レベルⅠは高齢者施設で自立に近い状態で過ごしている者にも適用できる値。

厚生労働省「日本人の食事摂取基準（2020年度版）」より作成

▼身体活動レベル別に見たたんぱく質の目標量（g/日）

性別	男性			女性		
身体活動レベル	Ⅰ（低い）	Ⅱ（普通）	Ⅲ（高い）	Ⅰ（低い）	Ⅱ（普通）	Ⅲ（高い）
18～29歳	75～115	86～133	99～153	57～88	65～100	75～115
30～49歳	75～115	88～135	99～153	57～88	67～103	76～118
50～64歳	77～110	91～130	103～148	58～83	68～98	79～113
65～74歳	77～103	90～120	103～138	58～78	69～93	79～105
75歳以上	68～90	79～105	―	53～70	62～83	―

厚生労働省「日本人の食事摂取基準（2020年度版）」より作成

取ることが基本とされています。糖尿病の食事療法＝食事制限という誤解もあるようですが、適正エネルギーと栄養バランスのよい食事を目指す糖尿病の食事療法は、すべての人に共通する理想の食事といえます。

104〜105ページのイレブンチェック（食習慣）で行った「野菜料理と主菜（お肉またはお魚）を両方とも毎日2回以上は食べていますか」という質問に、「はい」「いいえ」どちらを選びましたか。「いいえ」と答えた人は、「はい」と答えることができるようになるところから始めてみましょう。「はい」と答えた人は、より充実した食事を目指して続けていってください。

■食べること・話すことを支える口腔のケア

食べること、話すことを支える歯と口腔の健康も大切です。

加齢とともに、う歯（虫歯）や歯周病になりやすくなり、これらが原因で歯を失うリスクが増えていきます。う歯は、糖分によって繁殖した細菌によって産出された酸が歯を溶かすことで起こります。また、歯周病は、歯と歯茎の境目の歯周ポケットで細菌が繁殖して炎症を起こします。進行すると歯を支えている歯槽骨《しそうこつ》が破壊され、次第に歯がぐらつき、歯が抜けていきます。歯を失うと噛む機能が低下するため、食べられない食品が増え、次第に食べたものを飲み込む機能の低下にもつながります。このような口の機能の衰えは、オーラルフレイルといわれています。

▼オーラルフレイル

オーラルフレイルは、「Ｏｒａｌ」と「Ｆｒａｉｌｔｙ」を合わせた造語で、「口のフレイル」のことをいいます。口から食べ物をこぼしたり、物がうまく飲み込めなかったり、滑舌《かつぜつ》が悪くなる等の口腔機能の衰えはオーラルフレイルであり、身体的フレイルや社会的フレイルよりも先に現れるプレフレイルの状態といわれています。

オーラルフレイルにつながるう歯や歯周病は、歯を失う原因になるだけでなく、さまざまな病気と関連することがわかっています。う歯や歯周病は感染症であるため、病原菌が血液を通して全身に悪影響を及ぼします。例えば、糖尿病や心臓病、脳卒中や誤嚥性《ごえんせい》肺炎等と関連することが報告されています。

オーラルフレイルは、フレイル進行の前兆となることから、プレフレイルのサインと捉《とら》え、早期に発見して適切な対応を行うことが必要です。

▼歯を守るケア

あなたの歯は何本ありますか。

永久歯は、すべて生えそろうと32本（親知らず4本を含む）になります。親知らずの4本は、人によって生えたり生えなかったりします。生えてしまっても抜いてしまう場合もあるため、歯の本数は28本～32本となります。

食生活をほぼ満足に送るためには、20本以上の歯が必要であるといわれています。[*3]

1989年（平成元年）より厚生労働省と日本歯科医師会は、「80歳になっても20本以上の自分の歯を保とう」という「8020運動」を推進しています。食生活の質を維持するために、自分の歯を守り、できる限り自分の歯を失うことなく、生涯自分の歯で食べることを大切にしたいものです。

みなさんは、自分の歯を守るため、どのようなケアをしていますか。まず思い浮かぶのは、歯磨き、歯茎のケアではないでしょうか。最近では、うがい液も含めてさまざまな口腔ケアの製品が発売されています。しかしながら、自分で行うのが難しいこともあります。ブラッシングやデンタルフロスの使い方、歯磨きや歯茎のケアが適切かどうかは自己判断が難しく、不十分なところがあっても気づきにくいことがあります。

また、毎日の歯磨きでは取り除けない歯石《しせき》もあることから、歯科での検診や、専門家による歯のクリーニングを定期的に受けることが推奨されます。歯科での検診や歯のクリーニング受けていないという方は、1年に1度は受けることをお勧めします。歯科検診の結果、何も問題がなかった場合でも、一人一人の状態に応じたブラッシング指導や歯のクリーニングを受けることができます。

生涯自分の歯で美味《おい》しいものを食べ続けることができるように、歯を失う大きな原因となるう歯と歯周病の予防に取り組んでいきましょう。もし、歯を失ってしまった場合は、義歯等を適切に使って硬いものをしっかり食べることができるよう治療することが大切です。

▼誰かと一緒に食べること、誰かと話すこと

食べることは、その行為が口腔機能を維持することにつながります。また、気分転換として食べることもあり、人とつながる手段にもなります。このように食べるということは、生きていくための栄養素を取るという意味だけでなく、社会的な意味も持ちます。

また、話すことも口を動かすことになることから、口腔機能の維持につながります。この本を読んでいる方々から、「私は、食べるのも話すのも大丈夫よ！」といった声が聞こえてきそうですが、ひょっとしたら、人とのつながりが少ないため、食べることや話すことが少なくなっており、フレイルのリスクが高まっている人がいるかもしれません。オーラルフレイルの予防には、誰かと一緒に食べる機会があることや、人とつながり話すことも重要です。したがって、一人で取り組むより、地域社会のみんなで取り組むことが課題になっていくと考えられます。これは、社会的フレイルの予防にもつながります。

◇医療機関に行く――医師に診てもらう

健康意識の高まりから、一般の人々も、食事や運動など自分で行えるからだのケアについての知識を多く持つようになりましたが、適切なタイミングで医療機関に行き、医師に診てもらうことも大切です。

医療科学技術の進歩により、心筋梗塞《こうそく》や脳梗塞など、以前は亡くなっていた病気も早期発見、早期治療で命を守ることができるようになりました。しかし、医療機関に行き、医師に診てもらわなければ、優《すぐ》れた医療を受けることはできません。したがって、一人一人の健康を守るための食事や運動といった日々のケアに加えて、いつもと違うと感じた時や、もしもの時にどうすればいいかを考えておく必要があります。

■脳梗塞――いつもと違うことに気づいた事例

「いつもと違う」という違和感を感じたら、かかりつけ医に相談し、場合によっては救急車を呼ぶことも必要です。

とある方の体験です。女性のAさんは出勤前に、母親のBさんの手の動きや話し方がおかしいことに気づきました。すぐに救急車を呼び診察したところ、脳梗塞であることがわかりました。病変に対して早期に対応できたことで回復に向かい、少し症状は残っているものの、1週間で退院し、在宅で生活しながらのリハビリテーションとなりました。もし、Aさんが母親の異変に気づかず仕事に行っていたら、Bさんは自宅で倒れ、発見が遅れていたと考えられます。また、「様子を見よう」という判断をしていたら、治療が遅れてしまったと考えられます。発見の遅れは、治療の遅れにつながり、回復が遅れるどころか命に関わる事態になってしまう可能性があります。

紹介した事例は脳梗塞ですが、心筋梗塞も同様に考えることができます。また、単なる風邪と思っていても、適切に対応しないと肺炎になるなど、重症化につながることもあります。「いつもと違う」という時には、すぐにかかりつけ医に相談しましょう。特に、持病を持っている場合は、事前に〝もしもの時の対応〟を話し合っておくことも大切になります。また、普段から訪問看護師などのサポートを受けている人は、その人に連絡をするようにしましょう。適切な対応ができるようにサポートしてくれるはずです。

さらに、いざという時にすぐに医療関係者に対応してもらうためには、救急車の適切な利用方法について、地域の方と一緒に学んでおくことが大切です。「便利だから」「不安だから」「すぐ診てもらえるから」と、緊急度の低い状況で利用すれば、命に関わる緊急の際にすぐに活用できないという事態になり、とても危険です。これについては後述します。

■脳梗塞を予防する

脳梗塞は脳の血管が詰まる病気です。その原因の一つに脈が不規則（バラバラ）になる心房細動《しんぼうさいどう》があります。1日に1回脈を測り、心房細動はないか確認してみましょう。

もし、自覚症状があったり、自分で脈を調べておかしいな（脈がバラバラ）と思ったりしたら、心房細動かもしれません。診断には心電図検査が必要ですので、医師に診てもらいましょう。

▼脈の測り方

① 片側の手首を外側に回して手の平《ひら》を返します。

② 手首を少し上げて、親指の付け根の骨の内側を確認します。

③ ②の位置に反対の手の人差し指、中指、薬指の3本を当て、脈がよく触れるところを見つけます。指先を少し立てると脈がわかりやすくなります。

④ 15秒くらい脈を測り、間隔が規則的かどうか、確かめてください。不規則かなと思ったら、さらに1分から2分程度続けてください。不規則だったら心房細動かもしれません。お医者さんに相談して、心電図検査を受けてください。[*4]

▼脈の測り方

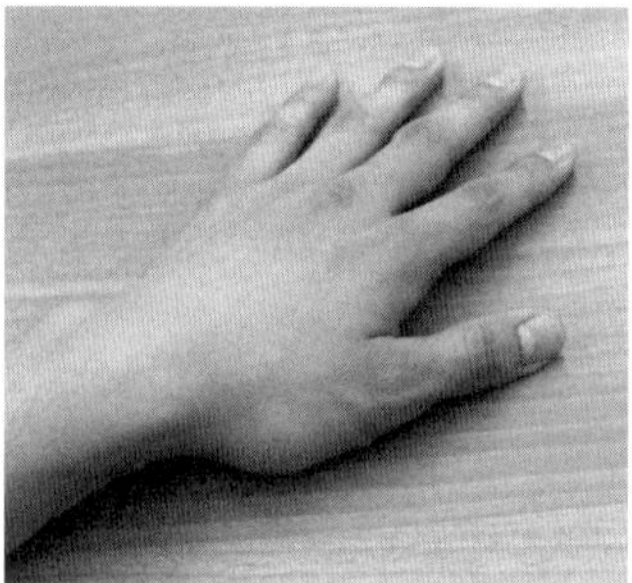

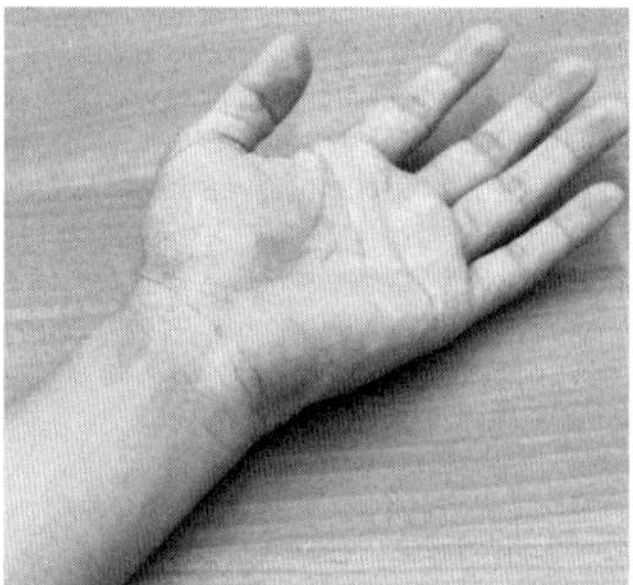

■転倒——転んでしまった事例

脳梗塞や心筋梗塞のように突然起こる出来事に、転倒があります。

70歳代のCさんは、犬の散歩に出かけるため、玄関先にある20㎝ほどの段差を下《お》りようとした際に階段を踏み外し、転倒して打撲しました。痛みがあるため、救急車で受診しました。X線検査後、大腿骨《だいたいこつ》骨折と判明し、入院して手術を行うことになりました。

■転倒した場合の対処法

加齢とともに足が弱りフレイルの状態になると、転倒しやすくなります。もし、転倒してしまったら、「これくらい大丈夫だろう」と考えずに医師に診てもらう

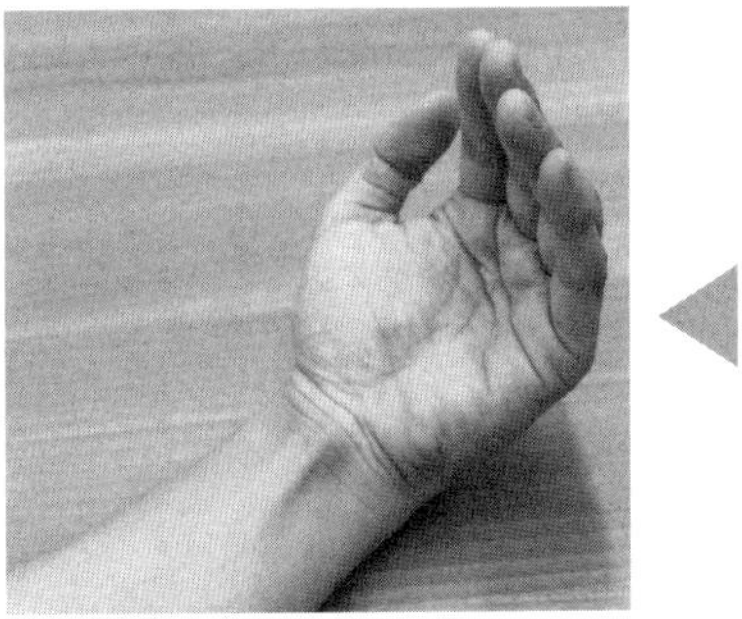

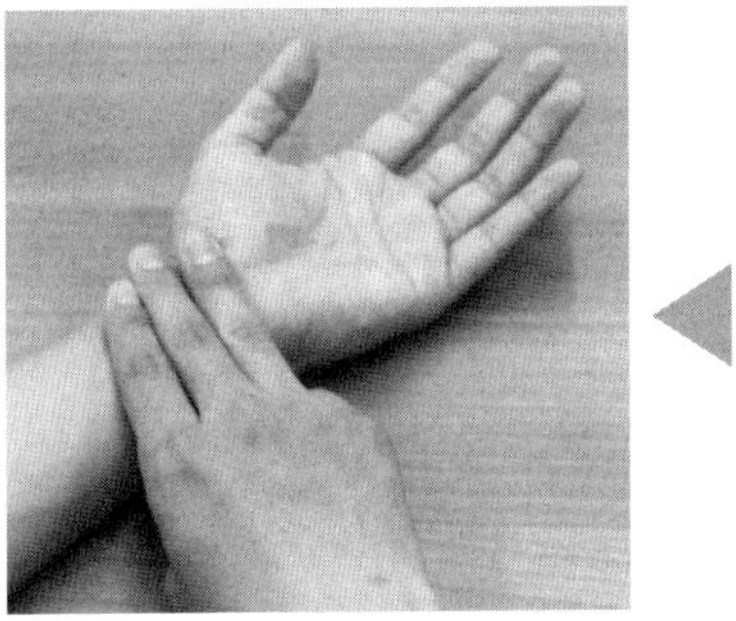

ようにしましょう。

転倒した場合の対処法について、消費者庁は次のような対応を求めています。

・呼び掛けても反応がない、呼吸をしていない等、明らかに異常がある場合にはすぐに119番に電話して救急車を呼びましょう。

・意識があり、呼吸も脈拍も異常がない場合でも、専門機関に相談するなど、緊急度に応じた対応を行いましょう。

・また、転倒事故の直後に異常がなくても、経過を観察し、いつもと様子が異《こと》なる場合には、医師の診察を受けましょう。

前述のCさんは痛みがあり、救急車での受診となりましたが、転倒の状況によっては、骨折をしていても、わかりにくいことがあります。高齢者では、症状に気づきにくいことや、認知機能の低下がある場合は、本人がうまく伝えられないことがあります。認知症のページでも述べたように、周りが気づいて、医師につなぐことが大切です。

■転倒を予防する

転倒については、要介護の原因にもなるため、予防していくことが重要になります。消費者庁は、高齢者の転倒事故に注意を呼びかけており、次のような転倒を起こしやすい状況を意識しながら生活することを促《うなが》しています。

・個人に合った適度な運動を続け、体の機能の低下を防ぎましょう。
・浴室や脱衣所には、滑り止めマットを敷きましょう。
・寝起きや夜間のトイレなどで、ベッドから起き上がる時や体勢を変える時は慎重にしましょう。
・段差のあるところや階段、玄関には、手すりや滑り止めを設置しましょう。
・電源コードが通り道にこないように、電気製品を置きましょう。

転倒を予防するためにできる日々のケアについては、「からだを動かすケア」の箇所（1

08ページ）を参考にしてください。

◇救急車の活用の方法

近年、救急車の利用件数は増加しています。一分一秒を争う緊急時に対応できるように、限りある資源である救急車の適正利用が課題になっています。脳梗塞等の命に関わるような緊急時には、すぐに救急車を呼ぶことが重要ですが、「なんだか調子悪いけど、こんな時、救急車を呼んだほうがいいのかな」等、救急車を呼ぶ状況なのかどうか、判断が難しいと感じる場面もあります。そのような時、かかりつけ医に相談することも一つの方法ですが、相談窓口として、救急安心センター事業（＃7119）があります。

■救急安心センター事業（＃7119）

救急安心センター事業は、急な体調の変化やケガなどで、救急車を呼んだほうがいい

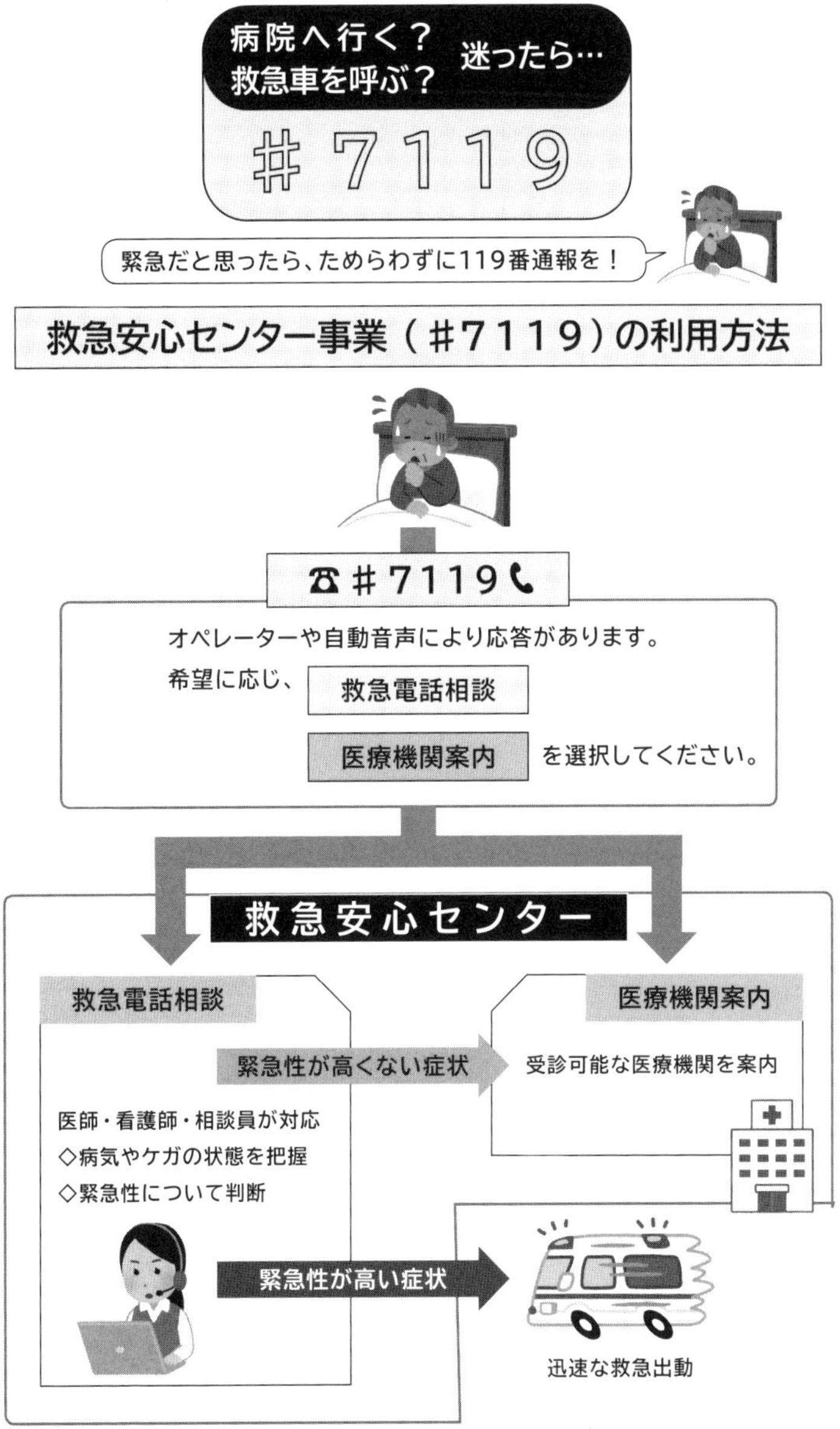
病院へ行く？
救急車を呼ぶ？
迷ったら…
＃7119
緊急だと思ったら、ためらわずに119番通報を！
救急安心センター事業（＃7119）の利用方法
＃7119
オペレーターや自動音声により応答があります。
希望に応じ、
救急電話相談
医療機関案内
を選択してください。
救急安心センター
救急電話相談
医師・看護師・相談員が対応
◇病気やケガの状態を把握
◇緊急性について判断
緊急性が高くない症状
医療機関案内
受診可能な医療機関を案内
緊急性が高い症状
迅速な救急出動

※現在治療中の病気の治療方針、医薬品の使用方法、介護、健康、育児、精神科等に関する相談は受けられません。相談料は無料ですが、通話料は利用者の負担になります。
総務省消防庁HP「救急安心センター事業（＃7119）をもっと詳しく！」をもとに作成

いか、自力で病院に行ったほうがいいか、わからない時に、医師や看護師などの専門家に相談できる電話相談窓口です。

救急安心センター事業に電話すると、専門家が状況を聞き取り、どのような行動を取ればよいかアドバイスをしてくれます。緊急性が高いと判断されたら、迅速な救急出動につないだり、緊急性が高くないと判断された場合は、受診可能な医療機関の紹介などのサポートを受けることができます。

「すぐに病院に行ったほうがよいか」や「救急車を呼ぶべきか」、悩んだりためらった時は、救急安心センター事業に電話し、相談しましょう。

救急安心センター事業の電話番号【＃７１１９】をスマートフォンに登録しておいたり、紙に書いて冷蔵庫などに貼っておいたりすると、いざという時に役立ちます。もしもの時に備えておくと安心です。

救急車の適正利用については、総務省消防庁が、救急車の適時・適切な利用（適正利用）について小冊子を作成しています。ダウンロードもできますので、こちらも参考にしてみてください。

総務省消防庁
https://www.fdma.go.jp/mission/enrichment/appropriate/appropriate005.html

◇こころ・人とつながるケア

フレイルを予防するためには、人とのつながりや社会活動への参加といったことも大切になります。身体機能が衰えていくと、外出しなくなり、人と接することも少なくなることで孤立してしまう、社会的なフレイルにつながります。それは認知機能の低下や気分が落ち込むなどの心理・精神的なフレイルのリスクにもなります。身体的フレイル、心理・精神的フレイル、社会的フレイルは相互関連していることから、フレイル予防について考える時には、その人の取り組みやすいところから始めることで、よい方向へと変化を起こすことができます。

地域でなんらかの活動を通して、地域の人がつながっていくことも、フレイルの予防のきっかけとなります。しかしながら、地域の活動に参加するとしても、何か理由や目的がないと難しいでしょう。そこで、いかに人と人とがつながり、みんなでフレイルを予防する取り組みにつなげていくか、という課題に対して、国、都道府県、市区町村などで、地域住民の社会活動への参加を促し応援する、さまざまな取り組みが始まっています。いくつか紹介していきたいと思います。

■ボランティア活動

自分の住んでいる地域になんらかの貢献がしたいと思ったら、お住まいの地域のボランティアセンターを調べて、どのようなボランティア活動があるのか、また、それに参加するにはどうすればいいのか調べてみましょう。

ボランティアセンターは、地域の社会福祉協議会に設置されており、次のような役割を担っています。

1 ボランティア活動に関する相談の受付
2 ボランティア活動に関する情報の提供
3 ボランティア入門講座・体験講座等の案内
4 ボランティアグループ間の連絡調整
5 ボランティア保険の手続き

■どのようなボランティアがあるのか

ボランティアにもさまざまなものがあります。自分にできそうなことから始めてみましょう。例えば次のようなボランティアがあります。

・在宅の一人暮らし高齢者や福祉施設の利用者の話し相手
・地域の自然や環境を守る活動。例えば、里山《さとやま》保全活動、公園や河川、海岸の美化活動など
・パソコン指導

・観光案内ガイド
・施設などでの理・美容活動
・電気工事関係で一人暮らしの高齢者宅の電気器具点検
・清掃活動

ボランティアを通じて、誰かの役に立っていることを実感できることが、社会的フレイルの予防になります。ぜひ、人とのつながりを作ってみましょう。

注
＊1 公益社団法人日本歯科医師会「オーラルフレイルチェックリスト」（https://www.jda.or.jp/pdf/oral_flail_leaflet_web.pdf、最終閲覧日：2023年8月4日）
＊2 消費者庁ニュースリリース「10月10日は『転倒予防の日』、高齢者の転倒事故に注意しましょう！」（2020年、https://www.caa.go.jp/policies/policy/consumer_safety/caution/caution_040/assets/consumer_safety_cms204_201008_01.pdf、最

終閲覧日：2023年7月7日）
＊3　安藤雄一「8020運動とは」（厚生労働省「生活習慣病予防のための健康情報サイト　e－ヘルスネット（情報提供）」、2020年、https://www.e-healthnet.mhlw.go.jp/information/teeth/h-01-003.html、最終閲覧日：2023年7月7日）
＊4　心房細動週間「脈の測り方」http://www.shinbousaidou-week.org/selfcheck.html（最終閲覧日：2023年5月23日）

人生100年時代！　これからの私の計画

あなたは何歳ですか？　何歳まで生きたいですか？

からだは、生きていくうえでの土台となるものです。文明が発達し、医療科学技術がさらなる進化を続けている今日《こんにち》であっても、生活習慣病や感染症などの病気はなくならず、さまざまなストレスからくる心身の不調や、加齢に伴《ともな》う老《お》いを体験していきます。そのような生活の中を生きる自分のからだを理解しながら、大切にケアしつつ、いつまでも健康で若々しく朗《ほが》らかに生きて、自分なりの人生をまっとうしたいものです。

人生100年時代となり、長く生きることができるようになってきた、その恩恵、時間というプレゼントをつかんだみなさんは、どのように過ごしていきたいですか。

ここで、「人生100年時代！これからの私の計画」を、まず一人で考えてみましょう。人生100年時代に、これからどんなことにチャレンジしてみたいか、言葉にしてみてください。それを体現するために、この本で取り上げた健康課題と予防的ケアを自分に引き寄せて、関連づけながら考えてみるとよいでしょう。

【人生100年時代！　これからの私の計画】

これからの目標を立てましょう。1つでもかまいません。いつから、どこで、誰と一緒に、何を行うか。そして目標の達成状況についての評価の時期（いつ振り返るか）を書いてみましょう。

これからの私の目標

いつから：

どこで：

誰と：

評価の時期：

あなたのチャレンジを応援しています。

人生100年時代を若々しく朗らかに生き抜く土台としてのからだをケアし大切にしていく方法は、個別性があり、答えは一つではありません。ですから、まず自分の状態に合わせて、自分に合った方法でケアを続けていけるように考えてみましょう。個人だけではなく、お互いにつながり合いながら、励まし合っていけるような、地域づくりにつながるアイデアが入っていると、さらにいいと思います。

しかしながら無理はいけません。たくさんありすぎたり、お金がかかりすぎたりすると、続けるのが難しくなってしまいます。できるところから少しずつ始められるように考えてみましょう。

自分一人で考えたら、周りの人に伝え、意見を聞いたり相談したりしてみましょう。周りの人の意見が強すぎて押し付けられるのは困りますが、自分のことを大切に思っているということがわかったり、無理な計画に気づいて修正できたりする機会になります。また、対話することで協力者となり、応援してくれるかもしれません。人に話すことで、自分の考えがわかって、新たなアイデアや意欲が湧くこともあります。ぜひ、自分の計画を書いて、周りの人と話し合ってみましょう。

おわりに

毎年、夏になると私の勤務する創価大学では、2日間にわたって夏季大学講座が開催されます。この日は、全国からさまざまな年代の方が、「1日創大生」として創価大学のキャンパスに集まり学び合います。いつものキャンパスの雰囲気とは違う、迫力、活気が溢《あふ》れます。

筆者は、2013年（平成25年）から健康をテーマにした講座を担当していますが、1年に1回、創価大学で学ぶことを楽しみにして来てくださっている方々との出会いは、貴重な体験です。〝参加者のみなさんの期待に沿った内容になっているだろうか〟〝わかりやすく伝えることができるだろうか〟と、緊張しながら会場に向かいますが、会場のみなさんはいつも明るく元気に迎えてくださいます。「今日は楽しみにしてきました」「朝、早く家を出てきました」「普段は親の介護をしています」「慢性の病気を持って自己管理に挑戦しています」「健康はほんと大事だから、勉強に来ました」など、講義の合間に聴《き》く参加者のみなさんの語り、その言葉の背景にあるさまざまな挑戦、活動、ご苦労を思い、感動します。

講座では、会場のみなさんとともに健康課題を考え、健康長寿を体現していくためのヒントをお伝えしていますが、会場の熱意につられて筆者の話にも熱が入ります。最後に、これから自分がどのようにからだを大切にしていくか、さらに自分だけでなく、家族や地域の自分の大切な人たちと、どのようにからだを大切にしていきたいと思っているかをまとめて終了します。参加者の中には、講座の終了後に筆者のところに来て、決意を言葉にして伝えてくださる方や、紙に書いて送ってくださる方もいらっしゃいます。短い時間ですが、ともに学び合った方々が、会場を後にされる様子を見ると、生命の尊厳、健康を探求する学びの姿勢が、尊く素晴らしいなと感じます。そして、筆者は心からのエールを送っています。

そのような中、「この夏季講座の内容を本にしてみませんか」とお話をいただきました。会場に来られた方はもとより、会場に来られなかった方々とも、本を通じて縁し、健康長寿への取り組みを、少しでも応援できないかとの思いから、夏季講座でお話しした内容を選んで加筆修正してコンパクトにまとめ、この度、出版の運びとなりました。

本書は専門的な知識を網羅《もうら》して解説したものではありませんが、人生100年時代を迎え、健康長寿を目指したいと思っている方々が自分の生活や健康を見直し、健康長寿の実現に向けてはじめの一歩を踏み出すきっかけになればと考えています。これからヘルスケアシステムもますます進歩していきます。その恩恵を活用しながら、みんなでともに、健康長寿の〝幸齢《こうれい》社会〟を元気に朗《ほが》らかに生き抜いていきたいものです。

最後に、本書の執筆の間、筆者にもさまざまな困難がありましたが、多くの方々の応援をいただき、発刊まで辿《たど》りつくことができました。ありがとうございました。

そして、いつも私たちを温かく見守り、励ましを送り続けてくださっている、創価大学創立者・池田大作先生と奥様、本当にありがとうございます。

生涯青春！　みなさま、最後までお読みいただき、ありがとうございました。

添田百合子

2023年7月

参考文献一覧

▼WHO「World health statistics 2023: monitoring health for the SDGs, sustainable development goals」(https://www.who.int/publications/i/item/9789240074323、最終閲覧日：2023年7月5日)
▼リンダ・グラットン／アンドリュー・スコット著、池村千秋訳『LIFE SHIFT(ライフ・シフト)―100年時代の人生戦略』(東洋経済新報社、2016年)
▼内閣府「Society 5.0(第5期科学技術基本計画)」(https://www8.cao.go.jp/cstp/society5_0/、最終閲覧日：2023年7月6日)
▼絵・やまぐちかおり／いろは出版編著、『寿命図鑑 生き物から宇宙まで万物の寿命をあつめた図鑑』(いろは出版、2016年)
▼槇野博史／堀田饒／大森安恵／八木橋操六「歴史で学ぶ糖尿病」(『糖尿病』第58巻10号、741～744ページ、日本糖尿病学会、2015年)
▼堀田饒「世界記憶遺産登録記念　藤原道長と糖尿病」(『糖尿病ライフ　さかえ』2013年10月号、日本糖尿病協会)
▼内潟安子監修「糖尿病だった有名人　徳川家康」(糖尿病サイト、https://www.club-dm.jp/novocare_all_in/novocare-circle/celebrity/celebrity14.html、最終閲覧日：2023年7月6日)
▼すみだ北斎美術館「北斎の生涯と言葉」(すみだ北斎美術館HP、https://hokusai-museum.jp/modules/Page/pages/view/401#lifetime、最終閲覧日：2023年7月6日)
▼神山典士『知られざる北斎』(幻冬舎、2018年)
▼特定非営利活動法人老いの工学研究所「健康・医療に関する意識調査：更なる長寿を望むのは4人に1人。高額治療薬 半数が

『気が引ける』」（2017年、https://www.oikohken.or.jp/pages/4655961/menu、最終閲覧日：2023年7月7日）
▼内閣府「国民生活に関する世論調査」（2022年10月、https://survey.gov-online.go.jp/r04/r04-life/2.html#midashi13、最終閲覧日：2023年7月6日）
▼近藤義忠「日本人の健康意識と行動:「健康観」の歴史的展開」（『仙台白百合女子大学紀要』3巻105～113ページ、仙台白百合女子大学、1999年）
▼伊藤ちぢ代「貝原益軒『養生訓』の「健康」観をめぐって」（『日本大学大学院総合社会情報研究科紀要』No.6、128～137ページ、2006年）
▼立川昭二『すらすら読める養生訓』（講談社＋α文庫、2017年）
▼厚生労働省「プレスリリース 百歳の高齢者へのお祝い状及び記念品の贈呈について」（2022年、https://www.mhlw.go.jp/stf/newpage_28032.html、最終閲覧日：2023年7月7日）
▼United Nations「World Population Prospects 2015 revision」（2015年、https://population.un.org/wpp/publications/files/key_findings_wpp_2015.pdf、最終閲覧日：2023年8月4日）
▼Dong X et.al「Evidence for a limit to human lifespan」（『*Nature*』Vol.538、No.7624、257～259ページ、2016年）
▼Barbi E et.al「The plateau of human mortality, Demography of longevity pioneers」（『*Science*』Vol.360、No.6396、1459～1461ページ、2018年）
▼綾野まさる『ぎん言―ぎんさんが娘4姉妹に遺した名言』（小学館、2012年）
▼棚橋千里「インタビュー 病理解剖でわかったぎんさんの若さの秘

訣」（日本医療福祉生活協同組合連合会『comcom』2013年1月号、8～11ページ所収、http://www.hew.coop/wp-content/uploads/2012/12/com_i_201301.pdf、最終閲覧日：2023年7月7日）
▼棚橋千里／室生昇『きんさんぎんさんが丈夫で長生きできたワケ』（あけび書房、2009年）
▼新井康通／広瀬信義「百寿者プロジェクトで得られた老化と炎症の関連」（『日本抗加齢医学会雑誌』15巻3号30～31ページ、2019年）
▼公益社団法人日本WHO協会「世界保健機関（WHO）憲章とは」（1997年、https://japan-who.or.jp/about/who-what/charter/、最終閲覧日：2023年7月10日）
▼厚生労働省「健康日本21（総論）」（https://www.mhlw.go.jp/www1/topics/kenko21_11/s0.html#A0、最終閲覧日：2023年7月7日）
▼鳥羽研二／佐々木英忠／荒井啓行 他『老年看護　病態・疾病論　第5版』（医学書院、2018年）
▼北川公子／山田律子／萩野悦子 他『老年看護学　第9版』（医学書院、2018年）
▼United Nations「World health statistics 2023」（2023年、https://www.who.int/data/gho/publications/world-health-statistics、最終閲覧日：2023年8月4日）
▼内閣府「平成29年版高齢社会白書（全体版）（PDF版）」（2017年、https://www8.cao.go.jp/kourei/whitepaper/w-2017/zenbun/29pdf_index.html、最終閲覧日：2023年7月7日）
▼厚生労働省／神戸大学提供ウェブサイト「ゼロからはじめる人生会議『もしものとき』について話し合おう」（https://www.

med.kobe-u.ac.jp/jinsei/、最終閲覧日：2023年7月7日）
▼内閣府「国民生活に関する世論調査」（2019年6月、https://survey.gov-online.go.jp/r01/r01-life/index.html、最終閲覧日：2023年7月7日）
▼杉原成美／上敷領淳／古野浩二『健康寿命の延伸支援に役立つ基礎知識 改訂版―生活習慣を改善する栄養指導・運動指導のために』（ふくろう出版、2019年）
▼厚生労働省「2019年 国民生活基礎調査の概況」（https://www.mhlw.go.jp/toukei/saikin/hw/k-tyosa/k-tyosa19/index.html、最終閲覧日：2023年7月7日）
▼内閣府「国民生活に関する世論調査」（2021年9月、https://survey.gov-online.go.jp/r03/r03-life/2-1.html、最終閲覧日：2023年7月7日）
▼藤村美穂／佐藤宣子「宮崎県山村地域住民の健康上の悩み・不安とその関連要因」（『民族衛生』76巻5号207～222ページ、2010年）
▼荒井秀典「フレイルの意義」（『日本老年医学会雑誌』51巻6号497～501ページ、2014年）
▼Linda P. Fried ／ Catherine M. Tangen ／ Jeremy Walston, et al「Frailty in older adults: evidence for a phenotype」（『*The Jornals of Gerontology: Series A*』Vol. 56（3）: M146～M157ページ、2001年）
▼日本老年医学会「フレイルに関する日本老年医学会からのステートメント」（日本老年医学会HP、2014年、https://jpn-geriat-soc.or.jp/info/topics/pdf/20140513_01_01.pdf、最終閲覧日：2023年7月7日）
▼日本整形外科学会「ロコモを知ろう」（日本整形外科学会ロコモティブシンドローム予防啓発公式サイト、https://locomo-joa.jp/locomo/、最終閲覧日：2023年7月7日）

▼厚生労働省「平成28年『国民健康・栄養調査』の結果」(2017年、https://www.mhlw.go.jp/stf/houdou/0000177189.html、最終閲覧日:2023年7月7日)
▼添田百合子「認知機能低下・認知症を合併した高齢糖尿病患者の理解と支援」(日総研出版『臨床老年看護』26巻6号、34~42ページ、2019年)
▼総務省統計局「統計からみた我が国の高齢者―『敬老の日』にちなんで」(2016年、https://www.stat.go.jp/data/topics/topi970.html、(最終閲覧日:2023年7月7日)
▼羽生春夫/深澤雷太「3.糖尿病性認知症」(『日本内科学会雑誌』103巻8号1831~1838ページ、2014年)
▼日本神経学会『認知症疾患治療ガイドライン2017』(医学書院、2017年)
▼厚生労働省「認知症施策の総合的な推進について」(2019年、https://www.mhlw.go.jp/content/12300000/000519620.pdf、最終閲覧日:2023年7月7日)
▼河野和彦 監修『ぜんぶわかる 認知症の辞典――4大認知症をわかりやすくビジュアル解説』(成美堂出版、2016年)
▼三井弘 監修『ひざ・腰・肩の痛みの最新治療―変形性膝関節症・坐骨神経痛・骨粗鬆症・椎間板ヘルニアなど(よくわかる最新医学)』(主婦の友社、2011年)
▼伊能良紀『図解入門 よくわかる膝関節の動きとしくみ』(秀和システム、2014年)
▼高平尚信 他『股関節痛 名医が教える最高の治し方』(マキノ出版ムック、2021年)
▼骨粗鬆症の予防と治療ガイドライン作成委員会 編『骨粗鬆症の予防と治療ガイドライン 2015年版』(ライフサイエンス出版、2015年)
▼消費者庁ニュースリリース「10月10日は『転倒予防の日』、高齢

者の転倒事故に注意しましょう！」（2020年、https://www.caa.go.jp/policies/policy/consumer_safety/caution/caution_040/assets/consumer_safety_cms204_201008_01.pdf、最終閲覧日：2023年7月11日）
▼厚生労働省「『日本人の食事摂取基準（2020年版）』策定検討会報告書」（2019年、https://www.mhlw.go.jp/stf/newpage_08517.html、最終閲覧日：2023年7月7日）
▼荒井秀典 編著『プライマリケア医のための 実践フレイル予防塾——めざせ健康長寿』（日本医事新報社、2017年）
▼日本歯科医師会「歯科診療所におけるオーラルフレイル対応マニュアル 2019年版」（2019年、https://www.jda.or.jp/oral_flail/2019/、最終閲覧日：2023年7月7日）
▼笹本祐馬／笹本恭子／篠崎愛／渋谷麻希／佐藤茂／河野哲朗／岡田裕之「オーラルフレイルと地域医療の役割」（『国際抗老化再生医療学会雑誌』Vol.3、12〜22ページ、2020年）
▼安藤雄一「8020運動とは」（厚生労働省「生活習慣病予防のための健康情報サイトe-ヘルスネット（情報提供）」、2020年、https://www.e-healthnet.mhlw.go.jp/information/teeth/h-01-003.html、最終閲覧日：2023年7月7日）
▼藤原佳典「地域高齢者における社会的フレイルの概念と特徴〜社会的側面から見たフレイル〜」（『日本転倒予防学会誌』3巻3号、11〜16ページ、2017年）
▼厚生労働省「高齢者の特性を踏まえた保健事業ガイドライン 第2版　」（2019年、https://www.mhlw.go.jp/content/000605507.pdf、最終閲覧日：2023年7月7日）
▼総務省消防庁「救急車の適時・適切な利用（適正利用）」（https://www.fdma.go.jp/mission/enrichment/appropriate/appropriate007.html、最終閲覧日：2023年7月7日）

添田百合子 そえだ・ゆりこ

広島県生まれ。創価大学看護学部准教授。大阪警察病院付属看護専門学校卒業。1999年に創価大学通信教育部教育学部教育学科を卒業し、2002年、兵庫県立看護大学大学院看護学研究科博士前期課程修了（看護学修士）。1989年より大阪警察病院勤務。2004年に日本第1号の日本看護協会認定慢性疾患看護専門看護師となる。その後、大阪警察病院看護管理室看護師長、福岡県立大学看護学部講師、同大看護実践教育センター糖尿病看護認定看護師教育課程主任教員、大阪医科大学附属病院看護管理室看護師長などを歴任し、13年より現職。専門は療養生活看護学（慢性）で、糖尿病看護、フットケアに関する研究を行っている。

人生《じんせい》100年時代《ねんじだい》！
今《いま》からできる健康長寿《けんこうちょうじゅ》のための
からだづくり

2023年10月2日　初版第1刷発行

著　者　添田百合子《そえだゆりこ》
発行者　大島光明
発行所　株式会社 第三文明社
東京都新宿区新宿 1-23-5
郵便番号　160-0022
電話番号　03（5269）7144（営業代表）
03（5269）7145（注文専用）
03（5269）7154（編集代表）
ＵＲＬ https://www.daisanbunmei.co.jp
振替口座　00150-3-117823

印刷・製本　精文堂印刷株式会社

ISBN 978-4-476-03416-5